T0380684

Prävention gastrointestinaler Infektionen im Flüchtlingslager Kutupalong: Eine systematische Übersichtsarbeit

Anna-Maria Rager

Prävention gastrointestinaler Infektionen im Flüchtlingslager Kutupalong: Eine systematische Übersichtsarbeit

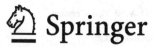 Springer

Anna-Maria Rager
Public Health
APOLLON Hochschule der
Gesundheitswirtschaft GmbH
Bremen, Deutschland

ISBN 978-3-658-47363-1   ISBN 978-3-658-47364-8   (eBook)
https://doi.org/10.1007/978-3-658-47364-8

Die Deutsche Nationalbibliothek verzeichnet diese Publikation in der Deutschen Nationalbibliografie; detaillierte bibliografische Daten sind im Internet über https://portal.dnb.de abrufbar.

Planung/Lektorat: Renate Scheddin
Springer ist ein Imprint der eingetragenen Gesellschaft Springer Fachmedien Wiesbaden GmbH und ist ein Teil von Springer Nature.
Die Anschrift der Gesellschaft ist: Abraham-Lincoln-Str. 46, 65189 Wiesbaden, Germany

Wenn Sie dieses Produkt entsorgen, geben Sie das Papier bitte zum Recycling.

Geleitwort

Die Prävention von Infektionskrankheiten in Flüchtlingslagern ist ein drängendes Thema, das angesichts globaler Krisen und zunehmender Flüchtlingsbewegungen immer wichtiger wird. In einer Zeit, in der Konflikte, Klimawandel und Naturkatastrophen weltweit an Häufigkeit zunehmen, sind effektive Strategien zur Krankheitsvorbeugung in diesen sensiblen Umgebungen von entscheidender Bedeutung.

Die Arbeit von Frau Rager zur Prävention gastrointestinaler Infektionen im Flüchtlingslager (am Beispiel Kutupalong) ist sowohl global als auch national von Bedeutung, da die Ergebnisse auch auf andere Kontexte (z. B. Krankheitsbilder) übertragbar sind und für Herausforderungen in Europa und Deutschland Anknüpfungspunkte bieten. Denn durch die Prävention von Infektionskrankheiten in Lagern wie Kutupalong (Distrikt Cox's Bazar, südöstliches Bangladesch) kann nicht nur die Gesundheit der dort lebenden Menschen geschützt werden, sondern auch (potenzielle) andere Krankheitsausbrüche eingedämmt werden, die sich regional oder international ausbreiten können.

Besonders hervorzuheben ist die sorgfältig durchgeführte Literaturrecherche und die daraus abgeleiteten vielfältigen praxisnahen Handlungsempfehlungen. Von diesen wertvollen Impulsen können nicht nur Regierungen, internationale Hilfsorganisationen, sondern auch nationale Gesundheitsbehörden profitieren, um gezielte Präventionsinterventionen zu entwickeln und umzusetzen. Das Werk bietet somit eine fundierte Basis für politische Entscheidungsträger, um nachhaltige und wirksame Gesundheitsprogramme zu konzipieren, die sowohl die humanitären als auch gesundheitlichen Aspekte berücksichtigen.

Somit kann das Werk als wertvoller Impulsgeber für verschiedene Akteure im Gesundheitssektor verstanden werden. Denn die Forschung von Frau Rager bietet eine solide Grundlage für evidenzbasierte politische Entscheidungen und kann dazu genutzt werden, um Präventionsstrategien zur Eindämmung migrationsbedingter Gesundheitsrisiken zu optimieren und folglich die globale Gesundheitssicherheit zu stärken. In einer Welt, in der migrationsbedingte Gesundheitsrisiken zunehmen, leistet diese Arbeit einen wertvollen Beitrag zur Weiterentwicklung effektiver Gesundheitsprogramme in diesem Bereich.

Es war mir eine große Ehre diese hervorragende Arbeit begleiten zu dürfen.

Prof. Dr. Viviane Scherenberg
Dekanin Public Health und Umweltgesundheit
APOLLON Hochschule der Gesundheitswirtschaft
Bremen, Deutschland

Inhaltsverzeichnis

Einleitung, Fragestellung und Zielsetzung

Im Jahr 2022 waren weltweit 108,4 Mio. Menschen aufgrund von Verfolgung, Konflikten, Gewalt, Menschenrechtsverletzungen, Umweltkatastrophen und Hungerepidemien auf der Flucht. Dabei ist die Anzahl an Flüchtlingen im Vergleich zum Vorjahr um 18 % gestiegen (UNHCR; 2023; S. 9). Konflikte und Vertreibungen stellen dabei ein relevantes Risiko für die öffentlichen Gesundheitssysteme dar, da sie gleichzeitig negative Auswirkungen auf die gesundheitliche Situation der Bevölkerung aufweisen und die Reaktionsfähigkeit des Gesundheitssystems beeinträchtigen. Die Todesfälle während Konflikten, Verfolgungen und Umweltkatastrophen sind dabei häufig auf indirekte Ursachen, insbesondere Infektionskrankheiten und damit einhergehende Ausbruchsgeschehen, zurückzuführen. (vgl. Altare et al.; 2019; S. 1 f.) Infektiöse Ausbrüche, deren Entstehung durch die Lebensbedingungen in Flüchtlings- bzw. Auffanglagern begünstigt werden, können die Belastung der Gesundheitssysteme weiter erhöhen, sodass vorhandene Kapazitäten und Ressourcen des Gesundheitsschutzes nicht mehr ausreichen (vgl. Desai et al., 2020, S. 4; WHO, 2018, S. 16). Obwohl die Bekämpfung von Infektionskrankheiten und Ausbruchsgeschehen während humanitärer Krisen eine hohe Priorität zugeordnet wird und sie seit 1990 als eine der zehn relevantesten Bestandteile der Notfallhilfe angesehen wird, existieren wenige Veröffentlichungen, die das Infektionsgeschehen und den Infektionsschutz in Flüchtlingslagern thematisieren (vgl. Altare et al.; 2019; S. 1).

Innerhalb der letzten 20 Jahre ist die Anzahl an Todesfällen von gastrointestinalen Infektionen von weltweit 2,6 Mio. Menschen pro Jahr auf 1,5 Mio. Menschen pro Jahr, aufgrund verbesserter Trinkwasser-, Sanitär- und Händehygiene, gesunken. Dies entspricht jedoch noch immer 55 Mio. DALYs (disability-adjusted life years), die vorwiegend Bewohnerinnen bzw. Bewohner der Länder mit niedrigem und mittlerem Einkommen betreffen. (vgl. WHO; 2019; S. 4) Gerade für

A.-M. Rager, *Prävention gastrointestinaler Infektionen im Flüchtlingslager Kutupalong: Eine systematische Übersichtsarbeit*,
https://doi.org/10.1007/978-3-658-47364-8_1

vulnerable Personengruppen, wie z. B. Kinder, Senioren und Schwangere, können diese Erkrankungen, aufgrund der Gefahr der Dehydrierung und Unterernährung, schwerwiegende Konsequenzen haben (vgl. Orcutt et al.; 2022; S. 213 ff.). Jedes Jahr erkranken 1,7 Mrd. Kinder an gastrointestinalen Infektionen, etwa 525 000 Kinder unter fünf Jahren versterben daran. Dadurch sind Durchfallerkrankungen weltweit weiterhin die zweithäufigste Todesursache bei Kindern unter fünf Jahren, obwohl diese sowohl vermeidbar als auch behandelbar sind (vgl. WHO; 2017). Ein wesentlicher Anteil gastrointestinaler Infektionen kann durch sauberes Trinkwasser, eine angemessene Sanitärversorgung sowie eine verbesserte Lebensmittel- und Händehygiene, verhindert werden. (vgl. WHO, 2017). Eine besondere Relevanz haben diese Maßnahmen für Auffang- bzw. Flüchtlingslager, die häufig innerhalb kürzester Zeit entstanden sind und grundlegende Funktionen, wie z. B. ausreichend Schutz, eine hygienische Trinkwasserversorgung und einen ausreichenden Zugang zu sanitären Einrichtungen, nicht bzw. nicht ausreichend zur Verfügung stellen können (vgl. Finger et al.; 2019; S. 2). Diese Faktoren begünstigen in Kombination mit der Überbelegung der Auffanglager, fehlenden oder nicht vollständigen Schutzimpfungen, verspäteter Diagnosestellung und eingeschränktem Zugang zu medizinischer Behandlung die Entstehung und Verbreitung gastrointestinaler Infektionen und führen verstärkt zu schweren Krankheitsfällen und einer erhöhten Sterblichkeitsrate. (vgl. Orcutt et al.; 2022; S. 213 ff.) Die Studie von Tallmann et al. (2022), weist zusätzlich darauf hin, dass eine nicht angemessene und sichere sanitäre Versorgung auch aus der sozialwissenschaftlichen Perspektive schwerwiegende Konsequenzen, wie z. B. eine erhöhte Zahl sexueller Übergriffe, Analphabetismus, mangelnder Zugang zu schulischer Bildung, häusliche Gewalt, Angstzuständen und psychischen Traumata haben kann (vgl. Tallmann et al.; 2022; S. 3 ff.). Unzureichend geplante, verwaltete und überwachte Sanitärsysteme gehören zu den bedeutendsten alltäglichen Herausforderungen in Flüchtlings- bzw. Auffanglagern (vgl. Cronin et al.; 2008; S. 11 f.) (vgl. Uddin et al.; 2022; S. 2). Wiederholt kam es deshalb zu Ausbrüchen von Infektionskrankheiten in Flüchtlingslagern, u. a. im Zusammenhang mit dem Bakterium *Vibrio cholerae* (vgl. Shannon et al.; 2019; S. 1 ff.).

Gastrointestinale Infektionskrankheiten, u. a. auch ausgelöst durch *Vibrio cholerae,* sind auch in den Rohingya-Flüchtlingslagern in Cox's Bazar, Bangladesch, insbesondere in Kutupalong, dem derzeit größten Flüchtlingslager der Welt eine relevante Thematik. Das im Zuge dieser Arbeit betrachtete Setting Kutupalong, im südöstlichen Bangladesch an der Grenze zu Myanmar[1], umfasst auf einer Gesamtfläche von 14,5 km², und 28 Sublagern zwischen 600.000 – 1 Mio. geflüchtete Personen. Kutupalong gilt mit mehr als 40.000 Personen/ km² als das Flüchtlingslager mit der höchsten Bevölkerungsdichte weltweit. Im Vergleich dazu liegen die Bevölkerungsdichten von London bei 4542 Personen/ km², Tokio bei 6263 Personen/ km² und New York City bei 10.194 Personen/ km². (vgl. Zaman et al.; 2020; S. 4) Bei den Geflüchteten handelt es sich größtenteils um Rohingya, eine überwiegend muslimische Volksgruppe aus dem Rakine Staat in Myanmar, sie gelten als eine der vergessenen Minderheiten dieser Welt. Im buddhistisch geprägten Myanmar gelten sie sowohl aufgrund religiöser, ethnischer, sprachlicher und kultureller Unterschiede als Minderheit, die Diskriminierung seit vielen Jahrzehnten im Zuge des alltäglichen Lebens erfahren. (vgl. Chan et al.; 2018; S. 39)

Aufgrund von gewaltsamen Vertreibungen flohen viele der Rohingya verstärkt ab dem 25. August 2017[2] in das Nachbarland Bangladesch. Der verstärkte Zustrom an Flüchtlingen innerhalb kürzester Zeit ging mit enormen Auswirkungen einher und hat zu einer humanitären Notsituation im Distrikt Cox's Bazar geführt, dessen Bewältigungskapazitäten aufgrund von Überbevölkerung und begrenzten Ressourcen nicht ausreichen. Zu zwei bereits existierenden, registrierten und durch den United Nations High Commissioner for Refugees (UNHCR) überprüften Sublagern entstanden weitere nicht genehmigte Lager, in denen viele Flüchtlinge ohne Registrierung und gültigen Rechtsstatus untergebracht sind. (vgl. Islam et al.; 2019; S. 2 f.) Demografische Analysen weisen darauf hin, dass insgesamt 55 % der Rohingya-Flüchtlinge in Kutupalong Kinder, 42 % Erwachsene und 3 % ältere Personen sind. Bei 52 % der Erwachsenen handelt es

---

[1] Myanmar bzw. Union Myanmar, seit 1989 offizieller Landesname gilt als das formale Synonym für den früheren, heute teils immer noch gebräuchlichen Landesnamen Burma/ Birma (dt.) in birmanischer Sprache (vgl. The Associated Press; 2021). Ethnische Minderheiten in Myanmar, insbesondere die Rohingya, werden auch als „Forcibly Displaced Myanmar Nationals (FDMN) bezeichnet. Aufgrund der Einheitlichkeit und Übersichtlichkeit wird deshalb in dieser Arbeit der Landesname „Myanmar" verwendet.

[2] 2017 wurden die muslimischen ARSA-Rebellen gegründet, die die Repräsentation der Rohingya-Flüchtlinge für sich beanspruchten. Als Reaktion auf die Angriffe der ARSA-Rebellen auf Grenz- und Polizeiposten sowie Teilen der buddhistischen Bevölkerung, insbesondere im Bundesstaat Rakhine, war ein gewaltsames Vorgehen (insbesondere im August 2017) der Regierungsgruppen gegen die Rohingya die Folge. Fast 1 Mio. Rohingya fliehen darauf hin in das Nachbarland Bangladesch. Die Vorgehensweise der Regierungsgruppen wird von der UNO als „ethnische Säuberung" bezeichnet, die die systematische Verfolgung und Auslöschung von Mitgliedern ethnischer Minderheiten fokussiert. (vgl. Servicestelle Friedensbildung Baden-Württemberg; o. J.)

sich um weibliche, bei 48 % um männliche Personen. Die folgende prozentuale Altersstruktur, bezogen auf eine absolute Bevölkerungszahl von 603.975 Bewohner*innen, konnte bei den Rohingya-Flüchtlingen in Kutupalong ermittelt werden (Tabelle 1.1).

Tabelle 1.1 Prozentuale Altersstruktur der Rohingya-Flüchtlinge im Flüchtlingslager Kutupalong, Distrikt Cox's Bazar, Bangladesch. (Eigene Darstellung in Anlehnung an UNHCR; 2018; S. 1)

Alter	Weiblich	Männlich
0–4 Jahre:	54.357 (9 %)	54.357 (9 %)
5–11 Jahre:	66.437 (11 %)	72.477 (12 %)
12–17 Jahre:	42.278 (7 %)	42.278 (7 %)
18–59 Jahre:	138.914 (23 %)	108.715 (18 %)
Über 60 Jahre:	12.081 (2 %)	12.081 (2 %)
Gesamt:	314.067 (52 %)	289.908 (48 %)

Tabelle 1.1 verdeutlicht, dass Kinder, Jugendliche und ältere Menschen, die besonderem Schutz bedürfen, in Kutupalong die Mehrheit bilden (vgl. UNHCR; 2018; S. 1). Die Unterkünfte der Sublager von Kutupalong wurden innerhalb kürzester Zeit aus Holz und Kunststoffplanen errichtet. Grundlegende Funktionen wie Schutz, eine hygienische Trinkwasser- und Abwasserinfrastruktur sowie sichere und erreichbare Sanitäranlagen, sind häufig nicht vorhanden (vgl. Finger, F. et al.; 2019; S. 2). Das Vorliegen dieser Faktoren in Kombination mit Überbelegung, Umweltbelastung, der Existenz bestimmter Vektoren und Überschwemmungen innerhalb der Monsunzeit, haben das Auftreten zahlreicher Infektionskrankheiten, wie z. B. akuten respiratorischen Infektionen (ARI), akuten wässrigen und blutigen Diarrhoen, Typhus, Cholera, Fiebererkrankungen, Hepatitis A und E, Masern, Diphterie, Malaria und Denguefieber zur Folge (vgl. Islam et al.; 2019; S. 3). Die Ansicht, dass es sich bei Flüchtlingslagern um temporäre Unterbringungen und nicht um langfristige Wohnorte handelt, verhindert notwendige Investitionen, die Flüchtlingslager zu stabilen, sicheren und gesundheitsfördernden Lebensräumen machen würden (vgl. Altare et al.; 2019; 1 ff.).

Maßnahmen der Verhältnis- und Verhaltensprävention, die in Aufnahme- bzw. Flüchtlingslagern wie Kutupalong implementiert werden, können nachhaltig zu einer Entlastung der Gesundheitssysteme beitragen und die Entstehung und Verbreitung gastrointestinaler Infektionen reduzieren. Da die Entstehung gastrointestinaler Infektionen wesentlich durch die Lebensbedingungen in Flüchtlingslagern beeinflusst wird, ist der Einsatz verhältnispräventiver Maßnahmen zur Verbesserung der Lebensverhältnisse und hygienerelevanter Infrastrukturen besonders relevant. (vgl. Orcutt et al., 2022, S. 39; Shannon et al., 2019, S. 1 ff.)

1.1 Zielsetzung

Ziel dieser systematischen Übersichtsarbeit ist die Ermittlung von Maßnahmen der Verhältnisprävention, die zur Vermeidung der Entstehung und Verbreitung gastrointestinaler Infektionen bei Rohingya-Flüchtlingen in Kutupalong implementiert werden können. Das Flüchtlingslager Kutupalong in Bangladesch wurde auf der Grundlage der nachfolgenden Argumente als betrachtetes Setting für diese wissenschaftliche Arbeit gewählt:

- Die klimatischen Bedingungen und die Umweltzerstörung: Aufgrund der Monsunzeiten und der damit einhergehenden Auswirkungen, wie Überschwemmungen und Erdrutsche, letztere verstärkt durch die Abholzung aufgrund des Bedarfs an Baumaterialien, sind Ausbrüche gastrointestinaler Infektionskrankheiten die Folge (vgl. Islam et al.; 2019; S. 2 f.). Gleichzeitig weisen die Gegebenheiten in Kutupalong darauf hin, welche Auswirkungen der Klimawandel und die Zerstörung der Umwelt auf die Situation in anderen Flüchtlingslagern haben kann. (vgl. Faruque et al.; 2022; S. 1) Die grundsätzliche Relation zwischen Umweltbedingungen und Gesundheit kann dadurch verdeutlicht werden.
- Die Situation in Bezug auf Wasser, Zugang zu Sanitäranlagen und Hygieneförderung: Trotz verstärkter Bemühungen und implementierten Projekten, ist die Situation weiterhin prekär. Insbesondere Kinder, Mädchen, Frauen und Menschen mit Behinderungen, haben häufig keinen sicheren Zugang zu Sanitäranlagen. (vgl. Cronin et al.; 2008; S. 11 f.) Die Sorge vor sexuellen Übergriffen führt häufig zur Bildung von Ad-hoc-Latrinen und Badebereichen, die zu einer Kontamination des Trinkwassers führen. Vorhandene Sanitäranlagen stehen zusätzlich nicht in ausreichender Menge zur Verfügung, sodass diese von vielen Personen genutzt werden. Das Risiko der Übertragung von Infektionskrankheiten, u. a. infektiösen Durchfallerkrankungen, wird dadurch erhöht. (vgl. Cronin et al.; 2008; S. 11 f.) (vgl. Uddin et al.; 2022; S. 2) Ein ausreichendes Hygienebewusstsein der Bewohner*innen ist aufgrund fehlender Hygieneförderungsprogramme häufig kaum vorhanden. In vielen Flüchtlingslagern der Welt herrschen ähnliche Herausforderungen, sodass Erkenntnisse, u. a. zu Präventionsansätzen, auch für diese relevant sind.
- Der Vergleich der Situationen Entstehungszeit und Gegenwart des Lagers: Die prekäre Situation in Kutupalong wurde verstärkt wahrgenommen und entsprechende Maßnahmen implementiert, die die hygienische Situation verbessern und Umweltschäden und die damit einhergehenden Folgen reduzieren sollen (vgl. Chan; Chiu, Chan; 2018; S. 39). Dadurch kann ein Rückschluss auf die Wirksamkeit implementierter Maßnahmen generiert werden. Die daraus

gewonnenen Erkenntnisse können auf andere Flüchtlingslager übertragen und personelle, materielle und finanzielle Ressourcen effizienter genutzt werden.

Für die Strukturierung der Forschungsfrage wurde das PICO(S)-Schema verwendet (Tabelle 1.2).

Tabelle 1.2 WICHTIG: das P (Population) des PICOS-Schemas bitte auch hellblau (wie I, C, O, S), P ist keine übergeordnete Überschrift

P (Population):
Rohingya-Flüchtlinge, ursprünglich aus Myanmar, die in Flüchtlingslagern, insbesondere Kutupalong (Bangladesch), Distrikt Cox's Bazar, im südöstlichen Bangladesch, untergebracht sind.
I (Intervention):
Maßnahmen der Verhältnisprävention, mit dem Ziel die Entstehung und Verbreitung gastrointestinaler Infektionen zu vermeiden. Dazu gehören insbesondere Intervention der Trinkwasser- und Lebensmittelhygiene, der Abwasser- und Abfallinfrastruktur, der Sanitärhygiene der der Hygieneförderung, Schutzimpfungen, sowie Maßnahmen zur Verbesserung der Lebensbedingungen.
C (Comparator/ Vergleichsalternative):
Im Zuge dieser wissenschaftlichen Arbeit wird kein Vergleich mit einer Alternativintervention geplant.
O (Outcome):
Die Reduktion der Morbidität und Mortalität gastrointestinaler Infektionen, deren Ursache Bakterien und Viren sind und mit Symptomen wie z. B. Schmerzen im Bereich des Magen-Darm-Trakts, Übelkeit, Erbrechen und Diarrhö, beispielhaft: Erkrankungen durch *Vibrio cholerae*, *Salmonella spp.* (z. B. S. typhi, S. paratyphi), *Escherichia coli* (z. B. ETEC; EHEC; EPEC) Rota-, Noro-, Adenoviren.
S (Studiendesign):
Systematische Übersichtsarbeiten inkl. Metaanalyse, systematische Übersichtsarbeiten ohne Metaanalyse, randomisierte kontrollierte Studien, kontrollierte Studien ohne Randomisierung, Querschnittstudien, Längsschnittstudien, Fall-Kontroll-Studien, Kohortenstudien.

Aus dem PICO(S)-Schema wurde folgende Forschungsfrage abgeleitet:

Welche Maßnahmen der Verhältnisprävention sind besonders dazu geeignet die Entstehung und Verbreitung von gastrointestinalen Infektionen am Beispiel der Rohingya-Flüchtlinge im Flüchtlingslager Kutupalong, in Bangladesch, nachhaltig zu reduzieren?

Die Formulierung „besonders geeignet" ist im Kontext dieser Arbeit so zu verstehen, dass thematisierte Maßnahmen der Verhältnisprävention in besonderer Weise zu einer Reduktion gastrointestinaler Infektionen in Flüchtlingslagern beitragen würden.

Die besondere Eignung von Maßnahmen zeichnet sich im Kontext dieser Arbeit durch das Zutreffen der folgenden Kriterien aus:

– Die Maßnahmen sind passend für die die Gegebenheiten des Settings (Flüchtlingslager der Rohingya-Flüchtlinge, Cox's Bazar, Bangladesch) sowie die Bedarfe und Bedürfnisse der Zielgruppe (Rohingya-Flüchtlinge) → Zielgruppenakzeptanz, nach Möglichkeit Zielgruppenpartizipation bei der Planung und Umsetzung der Maßnahmen.
– Die Wirksamkeit der Interventionen wurde in Studien untersucht und belegt. Die Studien sind dabei methodisch von mittlerer bis hoher Qualität.

Besonders geeignet bedeutet in diesem Kontext nicht zwangsläufig, dass die Maßnahmen in den Rohingya-Flüchtlingslagern, insbesondere Kutupalong, bereits umgesetzt werden. Dadurch sind die im Zuge der systematischen Literaturrecherche gewonnen Erkenntnisse für die Planung zukünftiger Maßnahmen in besonderer Weise wertvoll. Auf der Basis der gewonnenen Erkenntnisse der systematischen Literaturanalyse, sollen allgemeine Handlungsempfehlungen der Verhaltensprävention erarbeitet werden, die die spezifischen Herausforderungen des Settings berücksichtigen und für andere Flüchtlingslager als Orientierung herangezogen werden können.

Aus einer neutralen Perspektive heraus sollen im Zuge der systematischen Literaturrecherche ermittelte Erkenntnisse wiedergegeben werden. Das Ziel ist dabei die Erstellung einer Ausarbeitung mit repräsentativem Abdeckungsgrad, d. h. es wird eine Auswahl an Literatur verwendet, die das gesamte Spektrum an vorhandenem Fachwissen zu der konkreten Forschungsfrage widerspiegelt.

Die adressierten Zielgruppen sind dabei:

– Spezialisierte Fachpersonen für die die zusammengetragenen Erkenntnisse eine Basis für weitere Forschungsarbeiten darstellen soll,
– Personen aus dem Bereich der praktischen Anwendung, die zu einer Umsetzung der Erkenntnisse beitragen und für die aus diesem Grund die allgemeinen Handlungsempfehlungen besonders bedeutsam sind.

1.2   Aufbau der Arbeit

Im Zuge der Einleitung wurde in die Thematik der vorliegenden Master-Thesis eingeführt, die Zielsetzung festgelegt und die zu bearbeitende Forschungsfrage vorgestellt. Der in Kapitel 2 folgende theoretische Hintergrund untergliedert sich in drei thematische Schwerpunkte: 1. Flucht und Gesundheit – Allgemein, 2. Infektions-epidemiologischer Hintergrund und 3. Infektionsprävention in Flüchtlingslagern. Neben der Einführung relevanter Begrifflichkeiten, der Vorstellung internationa-ler Akteure und rechtlicher und politischer Rahmenbedingungen erfolgt auch eine Darstellung theoretischer Ansätze des Themenfelds „Flucht und Gesund-heit", insbesondere der Phasen von Flucht und Migration und deren Einfluss auf die Gesundheit sowie des Dahlgren-Whitehead-Modells. Der infektionsepidemio-logische Hintergrund zeigt relevante Infektionskrankheiten in Flüchtlingslagern allgemein und speziell für die Flüchtlingslager der Rohingya-Flüchtlinge in Bangladesch auf. Einen besonderen Schwerpunkt bilden akute gastrointesti-nale Infektionskrankheiten. Im Zuge der Infektionsprävention in Flüchtlingsla-gern werden relevante Begrifflichkeiten der Prävention eingeführt und wichtige Ansätze der Prävention, insbesondere der Infektionsprävention gastrointestinaler Infektionskrankheiten vorgestellt. Beschrieben werden dabei der Public-Health-Action-Zyklus (PHAC) und der WaSH- bzw. Watsan-Ansatz (Water, Sanitation, Hygiene promotion).

Kapitel 3 behandelt die Methodik der systematischen Literaturrecherchearbeit, indem die Ein- und Ausschlusskriterien, verwendete Suchbegriffe und die kon-krete Vorgehensweise der systematischen Recherche erläutert werden. Für die Bewertung der methodischen Qualität bzw. der Berichtsqualität der eingeschlos-senen wissenschaftlichen Arbeiten werden allgemein anerkannte Statements ver-wendet, die unter Berücksichtigung der identifizierten Studiendesigns ausgewählt wurden. Eingesetzt werden dabei die AMSTAR 2-Checkliste, die Jadad-Scale und das STROBE-Statement.

Kapitel 4 beginnt mit der Darstellung der systematischen Literaturrecherche in Form eines Flussdiagramms. Im Anschluss folgt eine zunächst tabellarische Übersicht der inkludierten Studien. Weiterhin werden die Befunde in Hinblick auf die verhältnispräventiven Ansätze mit den Schwerpunkten Lebens- und Wohn-verhältnisse, Trinkwasser- und Lebensmittelhygiene, Sanitärhygiene, Abfall- und Abwasserinfrastruktur, Schutzimpfungen sowie Hygieneförderung wiedergege-ben. Die Darstellung der thematischen Schwerpunkte der einzelnen Studien ermöglicht eine Identifikation von Forschungslücken. Abschließend erfolgt eine Diskussion der Ergebnisse und eine Darlegung der Limitationen, sowohl der eingeschlossenen wissenschaftlichen Publikationen, als auch der vorliegenden Arbeit.

Kapitel 5, bestehend aus einem Fazit, dient der abschließenden Zusammenfassung der ermittelten zentralen Erkenntnisse. Den Abschluss stellt Kapitel 6, die praktischen Handlungsempfehlungen dar, die auf Basis der systematischen Literaturrecherche gewonnenen Erkenntnisse verfasst wurden und flüchtlingslagerübergreifend für die Gestaltung zukünftiger verhältnispräventiver Interventionen herangezogen werden können.

Theoretischer Hintergrund 2

2.1 Flucht und Gesundheit

2.1.1 Begriffe des Themenfelds sowie die Vorstellung der Zielgruppe und des Settings

Nachfolgend werden Begriffe des Themenfelds „Flucht und Gesundheit" aufgegriffen werden. Dabei wird die Zielpopulation Flüchtlinge sowie das betrachtete Setting Flüchtlingslager erläutert und dadurch eine Einordnung in Bezug auf die Inhalte dieser Ausarbeitung ermöglicht.

Die in der Forschungsarbeit thematisierten Interventionen der Verhältnisprävention sollen das Auftreten und die Verbreitung von gastrointestinalen Infektionen in Flüchtlingslagern verhindern. Gemäß der Genfer Flüchtlingskonvention, einem völkerrechtlichen Abkommen von 1951, ist der Begriff „Flüchtling" folgendermaßen definiert: „[...] jede Person, die [...] aus der begründeten Furcht vor Verfolgung wegen ihrer Rasse, Religion, Nationalität, Zugehörigkeit zu einer bestimmten sozialen Gruppe oder wegen ihrer politischen Überzeugung sich außerhalb des Landes befindet, dessen Staatsangehörigkeit sie besitzt, und den Schutz dieses Landes nicht in Anspruch nehmen kann oder wegen dieser Befürchtungen nicht in Anspruch nehmen will; oder die sich als staatenlose infolge solcher Ereignisse außerhalb des Landes befindet, in welchem sie ihren gewöhnlichen Aufenthalt hatte, und nicht dorthin zurückkehren kann oder wegen der erwähnten Befürchtungen nicht dorthin zurückkehren will." (UNHCR; 1951; S. 6) Kritisiert wird an dieser Definition des Begriffs „Flüchtling", dass Binnenvertriebene und Menschen mit anderen Fluchtgründen, beispielsweise Armut,

Hungerepidemien, Naturkatastrophen und Kriegen, keine Berücksichtigung finden (Krämer; Fischer; 2019; S. 5).

Im Jahr 2022 waren weltweit 108,4 Mio. Menschen aufgrund von Verfolgung, Konflikten, Gewalt und Menschenrechtsverletzungen auf der Flucht. Davon gelten 25,9 Mio. Menschen offiziell als Flüchtlinge und 41,4 Mio. als Binnenvertriebene, die innerhalb ihres Herkunftslandes fliehen mussten. Zwei Drittel aller Flüchtlinge weltweit stammen aus fünf Ländern, darunter Syrien, Ukraine, Afghanistan, Südsudan und Myanmar. Rund 52 % der weltweiten Flüchtlinge stammen aus drei Ländern: 6,5 Mio. Flüchtlinge aus Syrien, 5,7 Mio. aus der Ukraine und 5,7 Mio. aus Afghanistan. (vgl. UNHCR; 2022) Länder mit mittlerem und niedrigen Einkommensstatus beherbergen rund 76 % aller Flüchtlinge weltweit. Etwa 80 % aller Flüchtlinge werden durch die Nachbarländer ihrer Herkunftsländer aufgenommen, darunter sind die ärmsten Länder der Welt, die rund ein Drittel der weltweiten Flüchtlinge aufnehmen. Mehr als 60 % der Flüchtlinge leben in Städten, wodurch ihre Möglichkeiten auf Schulbildung und das Verdienen eines höheren Lebensunterhalts verbessert werden.

Insgesamt sind 13,2 Mio. Flüchtlinge weiblich und 12,5 männlich, das Geschlechterverhältnis gilt deshalb als relativ ausgeglichen. (vgl. UNHCR, 2023, S. 2 ff.; UNHCR, 2023)

Der Begriff „Setting" oder „Lebenswelt" umfasst abgrenzbare, soziale Systeme, u. a. des Wohnens, Lernens, Studierens, der Freizeitgestaltung, sowie der medizinischen und pflegerischen Versorgung, die Einfluss auf die Gesundheit haben (vgl. Klemperer et al.; 2020; S. 170). Flüchtlings- und Auffanglager stellen dabei gesundheitsrelevante Systeme dar. Als Flüchtlings- und Auffanglager gelten, entsprechend der Definition des UNHCRs Grundstücke, die vorrübergehend zur Verfügung gestellt werden, um meist zivile Flüchtlinge in provisorischen Unterkünften unterzubringen (vgl. UNHCR; o. J. a). Viele der zunächst als vorübergehende Übergangslösungen angedachten Erstaufnahme-, Auffang- oder Durchgangslager entwickelten sich zu dauerhaften Ansiedlungen (vgl. Thiel; Jahr; 2017). Regierungen und humanitäre Organisationen sichern relevante Grundlagen, wie z. B. den Zugang zu Nahrung, sanitäre Einrichtungen, Gesundheitsversorgung und Bildung. Nach Möglichkeit sollten Flüchtlingslager mindestens 50 km von der nächstgelegenen internationalen Grenze entfernt sein, um Lagerüberfälle und andere Angriffe auf die Bevölkerung zu verhindern. (vgl. UNHCR; o. J. a) Weltweit sind etwa 22 % der Flüchtlinge in Flüchtlingslagern untergebracht, das entspricht 6,6 Mio. Menschen. Davon leben 4,5 Mio. Menschen in geplanten und verwalteten Lagern und 2 Mio. Menschen in selbstverwalteten Lagern. Grundsätzlich ist die Unterbringung von Flüchtlingen in anderen Unterbringungsmöglichkeiten zu bevorzugen, da durch die Unterbringung in Flüchtlingslagern eine selbstbestimmte Lebensgestaltung, Privatsphäre, das Nachgehen einer beruflichen Tätigkeit sowie eine grundsätzliche Integration erschwert wird. (vgl. USA for UNHCR; 2021) In der Gestaltung der Unterbringungsmöglichkeiten ist sowohl auf nationaler als auch internationaler Ebene kein einheitlicher Standard gegeben. Die Unterbringungen können aus Zelten, Containern, Hütten, bestehend aus unterschiedlichen Materialen, oder öffentlichen Gebäuden, Sammelunterkünften oder ehemaligen Kasernen bestehen. Die Unterkünfte der Rohingya-Flüchtlinge in Cox's Bazar, bestehen überwiegend aus Zelten und Hütten. Aufgrund ihrer Strukturen sind aus Zelten und Hütten bestehende Lager, in Hinblick auf den Zugang zu Trinkwasser und Sanitäranlagen sowie der Abfall- und Abwasserentsorgung, aus hygienischer Sicht eine Herausforderung.

2.1.2 Internationale Akteure, rechtliche und politische Rahmenbedingungen des Themenfelds Flucht und Gesundheit

2.1.2.1 Internationale Akteure im Rahmen von Flucht und Gesundheit

Relevante Akteure für die Sicherstellung der gesundheitlichen Versorgung von Flüchtlingen im weltweit größten Flüchtlingslager sind u. a. die World Health Organization (WHO), das Flüchtlingshilfswerk der Vereinten Nationen (UNHCR), der United Nations Children's Funds (UNICEF), die Internationale Organisation für Migration (IOM), nationale und lokale Regierungsbehörden, regionale Wirtschaftsorganisationen und Nichtregierungsorganisationen (NGOs). Nachfolgend werden die WHO, der UNHCR, UNICEF und die IOM vorgestellt:

Die World Health Organization (WHO) wurde 1948 gegründet. Der Hauptsitz der WHO befindet sich bis heute in der schweizerischen Stadt Genf. Gemeinsam mit kooperierenden Staaten gilt sie als relevanter Bestandteil des globalen Gesundheitssystems, mit der Kompetenz, völkerrechtlich bindende Regularien und Standards zu beschließen. Das höchste Entscheidungsorgan der WHO ist die Weltgesundheitsversammlung, abgekürzt WHA (World Health Assembly), deren Versammlungen einmal jährlich stattfinden und jedes Mitgliedsland stimmberechtigt ist. Die Beschlüsse des WHAs sind verbindlich umzusetzen. (vgl. Razum et al.; 2014; S. 85) Die WHO besitzt 194 Mitgliedsländer, die für die Wahl des Generaldirektors der WHO verantwortlich sind und der die Leitung bei der

Umsetzung der globalen Gesundheitsziele übernimmt. Die WHO besteht aus den folgenden sechs Regionalbüros, die weltweit implementiert sind:

- Regionalbüro für Afrika
- Regionalbüro für Amerika (Pan American Health Organization, PAHO)
- Regionalbüro für Südostasien
- Regionalbüro für Europa
- Regionalbüro für den östlichen Mittelmeerraum
- Regionalbüro für den westlichen Pazifik

Diese Struktur, basierend auf den Regionalbüros, ermöglicht eine Orientierung anhand spezifischer, gesundheitlicher Herausforderungen der jeweiligen Regionen. Die WHO setzt sich weltweit für die Förderung der Gesundheit und Sicherheit und den Schutz benachteiligter Bevölkerungsgruppen ein. Für die Sicherstellung dieses Bestrebens, verfolgt die Weltgesundheitsorganisation die folgenden Ziele:

- Die Förderung einer weltweiten primären Gesundheitsversorgung und eines Zugangs zu qualitativ hochwertigen Gesundheitsdienstleistungen
- Die Sicherstellung eines verbesserten Zugangs zu grundlegenden Medikamenten und Gesundheitsprodukten
- Die Schulung und Beratung von Gesundheitspersonal
- Die Förderung der Bevölkerungsbeteiligung an der Planung und Implementierung von Maßnahmen der nationalen Gesundheitspolitik
- Die Schaffung von Informations- und Überwachungssystemen, die gesundheitsrelevante Veränderungen erfassen
- Die Prävention, frühzeitige Identifikation und Reaktion auf gesundheitsrelevante Notfall-Situationen sowie die Unterstützung bei der Bereitstellung elementarer Gesundheitsdienste in Krisensituationen

Die gesundheitliche Versorgung von Migranten und Flüchtlingen weltweit ist u. a. ein Verantwortlichkeitsbereich der WHO. Im Jahr 2020 wurde deshalb das Programm für Gesundheit und Migration (PHM) gegründet. (vgl. WHO; 2023)

Das Flüchtlingshilfswerk der Vereinten Nationen (UNHCR) ist eine globale Organisation, die 1950 aufgrund der Folgen des zweiten Weltkriegs im Rahmen der Generalvolksversammlung der Vereinten Nationen gegründet wurde und in 135 Ländern tätig ist. Grundlage für die Tätigkeit des Flüchtlingshilfswerks der Vereinten Nationen ist die Flüchtlingskonvention von 1951 und dem daraus resultierenden Protokoll des Jahres 1967, deren Einhaltung durch den UNHCR sichergestellt wird. (vgl. Loescher; 2016) Seit 2003 wurde dem UNHCR ein uneingeschränktes Mandat verliehen. Die Tätigkeit des UNHCR basiert auf drei Bestandteilen:

- Der Gewährleistung von Hilfe in Notfallsituationen: Durch die Bereitstellung von Unterkünften, Trinkwasser, Lebensmitteln und medizinischer Versorgung, sowie der Unterstützung der Suche nach vermissten Familienmitgliedern. (vgl. UNHCR; o. J. b) Aufbauend auf die Sicherstellung von Hilfe in Notsituationen, ist der UNHCR für die Verwaltung von Unterkünften und Flüchtlingslagern verantwortlich (vgl. Loescher; 2016).
- Dem Schutz von Menschenrechten: Die Gewährleistung der Menschenrechte von Flüchtlingen, Vertriebenen und Staatenlosen. Durch die Zusammenarbeit mit weiteren Akteuren bei der Ausarbeitung von Gesetzen, kann der Zugang zu Dokumenten, Bildung, Arbeit und Gesundheitsversorgung ermöglicht werden. Weiterhin kann, durch die Arbeit des UNHCRs, staatenlosen Personen ihr Recht auf eine Staatsangehörigkeit gewährt werden. (vgl. UNHCR; o. J. b)
- Die Förderung von Zukunftschancen und der Aufbau einer neuen Existenzgrundlage: Auf der Basis der Tätigkeit des UNHCRs kann Flüchtlingen, Vertriebenen und staatenlosen Personen der Aufbau einer neuen Lebensgrundlage durch Arbeit, Bildung und ein sicheres Zuhause ermöglicht werden. Betroffene Kinder und Jugendliche erhalten einen Zugang zu Bildung, sodass Fähigkeiten und Potenziale gefördert und eine Integration in den Aufnahmeländern sichergestellt werden kann. (vgl. UNHCR; o. J. b)

Die Leitung des UNHCRs obliegt der UN-Generalversammlung und dem UN-Wirtschafts- und Sozialrat (ECOSOC). Die Leitung des UNHCRs obliegt dem Flüchtlingskommissar, der durch den stellvertretenden Hochkommissar und zwei beigeordnete Hochkommissare für Schutzfragen und Einsätze unterstützt wird. Das UNHCR-Exekutivkomitee ist das Leitungsgremium des Flüchtlingshilfswerks der Vereinten Nationen, dessen Aufgaben die Überprüfung und Genehmigung des jährlichen Budgets und Programme des Flüchtlingskommissars sind. Es besteht aus 102 Regierungsvertreter*innen aus Ländern der Vereinten Nationen und hat zusätzlich zu einer Kontroll- eine beratende Funktion. Die

UN-Generalversammlung und der ECOSOC erhalten, im Zuge eines jährlichen
Berichts, einen Überblick über die Tätigkeiten des UNHCRs. Die Finanzierung
erfolgt dabei durch freiwillige Beiträge von Regierungen, zwischenstaatlichen
Akteuren, dem UN-Nothilfefonds CERF, Stiftungen und Privatpersonen. (vgl.
UNHCR Deutschland; o. J.)

In Bezug auf internationalen Schutz und die Gesundheitsversorgung von Kindern und Jugendlichen in Krisen- und Fluchtsituationen, ist der United Nations
Children's Fund (UNICEF) als weiterer Akteur relevant. Das weltweite Hilfswerk
für Kinder und Mütter wurde 1946 als Unterorganisation der Vereinten Nationen,
mit Hauptsitz in New York, gegründet und ist in über 190 Ländern der Welt
durch verschiedene Projekte, häufig in Kooperation mit weiteren Organisationen der Vereinten Nationen, vertreten. UNICEF ist weltweit für die Umsetzung
der UN-Kinderrechtskonvention und die Entwicklungsziele der Agenda 30 mit-
verantwortlich. Schwerpunkt der Arbeit liegt dabei auf Entwicklungsländern,
Kriegs- und Katastrophengebieten. (vgl. Schneider; Toyka-Seid; 2023) Zu den
Tätigkeitsfeldern von UNICEF gehören:

- Die Prävention von Krankheiten und die Senkung von Kindersterblichkeit,
  z. B. durch die Schaffung eines Zugangs zu Gesundheitsdienstleistungen,
  sowie durch Beratungs- und Impfkampagnen
- Die Gewährleistung von humanitärer Hilfe in Notsituationen, u. a. während
  Kriegen und nach Naturkatastrophen, wie Erdbeben oder Überschwemmungen
- Die Förderung einer Sozialpolitik, die Kinderarmut und deren Folgen verhin-
  dert
- Sicherer Zugang zu Lebensmitteln, Trinkwasser und Sanitäranlagen
- Die Sicherstellung qualitativ hochwertiger Bildung für Mädchen und Jungen
  weltweit
- Die weltweite, politische, soziale und wirtschaftliche Partizipation von Frauen
  und Mädchen fördern, sodass diese ihr Potenzial entfalten können
- Unterstützung von Müttern in Bezug auf Fragen der Familienplanung und
  Erziehung
- Der Schutz vor Gewalt und Ausbeutung von Kindern und Jugendlichen, u. a.
  bei Kindersoldaten
- Die Schaffung eines weltweiten Zugangs zu lebensrettenden Gütern
- Die Sammlung von Daten, die die Grundlage für Hilfsprogramme weltweit
  darstellen (vgl. UNICEF; o. J.)

Die Internationale Organisation für Migration (IOM), die 1951 gegründet wurde und ihren Hauptsitz in Genf hat, ist ebenfalls eine relevante internationale Akteurin auf dem Gebiet der Migration, insbesondere bei der Umsetzung des Globalen Migrationspakts. Ursprünglich als unabhängige Organisation tätig, wurde sie 2016 mit der Organisation der Vereinten Nationen verknüpft. (vgl. Geiger; Koch; 2021) Die Organisation mit 175 Mitgliedsstaaten weist Kooperationen mit Regierungen, dem UNHCR und NGOs auf. Ihre Aufgaben sind die Organisation und Steuerung eines menschenwürdigen und sicheren Migrationsprozesses durch die Bereitstellung von Dienstleistungen, Beratung unterschiedlicher Akteure und die Durchführung von Projekten, u. a. Informationskampagnen zu Menschenhandel, Neuansiedelung von Flüchtlingen, Migration und Gesundheit. (vgl. IOM; 2023) Die Tätigkeiten der IOM untergliedern sich in vier Aufgabenbereiche des Migrationsmanagements:

- Die Stärkung der Zusammenarbeit verschiedener Akteure im Zusammenhang mit Migration
- Die Vereinfachung des Migrationsprozesses
- Sicherstellung der Rechte von Migrantinnen und Migranten
- Die Regulierung von Migrationsprozessen und die Verhinderung irregulärer Migration (vgl. Geiger, Koch, 2021; IOM, 2023)

Die Internationale Organisation für Migration spielt im Zuge von Neuansiedelungs- und Umsiedelungsprozessen von Flüchtlingen eine relevante Rolle und unterstützt Aufnahmestaaten beratend hinsichtlich eines umfassenden Ansatzes, der Aspekte von Sicherheit, Gesundheit und Integration gewährleistet. Die Finanzierung der IOM erfolgt hauptsächlich durch die USA und andere Länder des Globalen Nordens, sowie der EU-Kommission, die als größter nichtstaatlicher Finanzierungsträger gilt. Die hauptsächliche Finanzierung durch Mittel des Globalen Nordens sowie die fehlende Übernahme von Verantwortlichkeiten, tragen dazu bei, dass die Internationale Organisation für Migration im Laufe der Zeit wiederholt kritisiert wurde. (vgl. Geiger; Koch; 2021)

2.1.2.2 Internationale rechtliche und politische Rahmenbedingungen

Flucht- und Migrationsprozesse können mit erheblichen Gesundheitsrisiken einhergehen. Dies gilt insbesondere dann, wenn beteiligte Staaten nicht in der Lage oder nicht willens sind, sichere Flucht- und Migrationsrouten zu gewährleisten. Flucht- und Migrationsprozesse können eine Herausforderung des öffentlichen Gesundheitswesens von Transit- und Zielländern darstellen, dies gilt vor allem für Entwicklungsländer. Artikel 12 des internationalen Pakts über Wirtschaft, soziale und kulturelle Rechte von 1966 weist auf „[das] Recht eines jeden Menschen auf den Genuss des erreichbaren Höchstmaßes an körperlicher und geistiger Gesundheit" (United Nations; 1966) hin, ein Recht, das auch für geflüchtete Menschen gilt und das durch gesetzliche und politische Rahmenbedingungen sichergestellt werden muss. Dies kann auf Basis von Verträgen, Konventionen, Protokollen, Abkommen, Erklärungen, Resolutionen, Strategien und Aktionsplänen, die häufig das Ergebnis zwischenstaatlicher politischer Verhandlungen, in Zusammenarbeit mit UN-Gremien, sind, erfolgen. Aufgrund der zunehmenden Komplexität der globalen gesundheitlichen Versorgung von Flüchtlingen, sind gemeinsame Leitgedanken und das Setzen von Prioritäten notwendig, die von relevanten Akteuren konsequent Berücksichtigung finden sollen. Die folgenden Leitgedanken der WHO sollen zur Förderung der Gesundheit von Flüchtlingen Berücksichtigung finden:

- Das Recht auf das erreichbare Höchstmaß an physischer und psychischer Gesundheit
- Gleichbehandlung und Verhinderung von Diskriminierung bei der gesundheitlichen Versorgung
- Ein gleichberechtigter Zugang zu Gesundheitsdienstleistungen
- Die Förderung von menschenzentrierten, flüchtlings-, migranten- und geschlechtssensiblen Gesundheitssystemen
- Die Umsetzung von gesamtstaatlichen und gesamtgesellschaftlichen Ansätzen
- Die soziale Teilhabe und Inklusion von Flüchtlingen
- Die Schaffung langfristiger Kooperationen und Partnerschaften im Zuge der Gewährleistung der gesundheitlichen Versorgung von Flüchtlingen (vgl. WHO; 2017b; S. 2)

Basierend auf den Leitgedanken, werden die folgenden Prioritäten bei der Förderung der Gesundheit von Flüchtlingen definiert:

- Konsequente Berücksichtigung der Gesundheit von Flüchtlingen im Rahmen globaler, regionaler und nationaler Agenden sowie in der Notfallplanung
- Förderung von flüchtlings- und migrantensensibler Gesundheitspolitik, sowie Rechts- und Sozialschutz
- Verstärkte Berücksichtigung von sozialen Determinanten der Gesundheit von Flüchtlingen
- Verstärkte Förderung von Gesundheitsinformations- und Überwachungssystemen

- Beschleunigung der Umsetzung der Entwicklungsziele, deren Fokus auf der Förderung der allgemeinen Gesundheitsversorgung legen
- Reduktion der Morbidität und Mortalität von Flüchtlingen durch geeignete, kurz- und langfristige Maßnahmen des öffentlichen Gesundheitswesens
- Schutz und Verbesserung der Gesundheit und des Wohlbefindens von Frauen, Kindern und Jugendlichen, die in Flüchtlingseinrichtungen leben
- Förderung einer kontinuierlichen und qualitativ-hochwertigen Gesundheitsversorgung
- Stärkung der Gleichstellung der Geschlechter, insbesondere die Förderung von geflüchteten Mädchen und Frauen
- Planung und Umsetzung von Maßnahmen zur Bekämpfung von Rassismus
- Die Stärkung von Partnerschaften und Etablierung von sektoren-, länder- und behördenübergreifenden Koordinierungs- und Kooperationsmechanismen (vgl. WHO; 2017b; S. 3)

Die Prävention gastrointestinaler Infektionen erfordert die Umsetzung und Sicherstellung spezifischer Sachverhalte, die auf der Grundlage von Handbüchern, Leitlinien, Aktionsplänen und Strategiepapieren sichergestellt werden können. Nachfolgend sollen für diese Arbeit relevante Handbücher, Leitlinien, Aktionspläne und Strategiepläne tabellarisch dargestellt werden.

2.1.3 Handbücher, Leitlinien, Aktionspläne und Strategiepapiere mit dem Schwerpunkt auf Flüchtlingslager und Prävention gastrointestinaler Infektionen

Die folgenden Handbücher, Leitlinien, Aktionspläne und Strategiepapiere enthalten Inhalte, die im Zuge der Prävention gastrointestinaler Infektionen im Kontext von Flüchtlingslagern relevant sind. Tabelle 2.1 dient der Darstellung internationaler, flüchtlingslagerübergreifender Dokumente und Pläne.

Tabelle 2.1 Relevante, internationale, flüchtlingslagerübergreifende Handbücher, Leitlinien, Aktionspläne und Strategiepapiere für die Prävention gastrointestinaler Infektionen. (Eigene Darstellung in Anlehnung an Sphere Association, 2018; UNHCR, 2020; UNHCR, 2017; UNICEF, 2017)

Art und Titel des Dokuments	Inhaltlicher Schwerpunkt
1. Sphere Association: aktuelle Fassung: 2018	
Handbuch The Sphere Handbook – Humanitarian Charter and Minimum Standards in Humanitarian Response	Die Entwicklung, Gestaltung, Umsetzung, Überwachung und Evaluation einer WaSH-Strategie in Flüchtlingslagern unter Berücksichtigung zielgruppenrelevanter Bedürfnisse sowie personeller, materieller und finanzieller Ressourcen. Aufbau des Handbuchs: • Allgemeine Grundlagen • Technische Grundlagen (u. a. Trinkwasser, Sanitäranlagen, Hygieneförderung, Lebensmittelsicherheit, Ernährung, Unterkunft, Gesundheit) • Schwachstellen, Kapazitäten, Einsatzbedingungen
2. UNHCR – The UN Refugee Agency, 2020	
Leitfaden UNHCR WASH Manual – Practical Guidance for Refugee Settings/ UNHCR WaSH Programme Guidance	Überblick über Grundsätze, Ressourcen und Vorgehensweisen des UNHCR im Zuge von WaSH-Programmen, unter Berücksichtigung der Grundsätze Rechenschaftspflicht, Partizipation der Zielgruppe, Schutz, Sicherheit, Privatsphäre, ein gerechter Zugang zu WaSH-Dienstleistungen, Berücksichtigung der Bedürfnisse von Mädchen und Frauen und einer sektorenübergreifenden Zusammenarbeit. Zusätzlich sollen die Maßnahmen an die vier Phasen der Flucht angepasst werden. Der Leitfaden ist untergliedert in die folgenden fünf Unterkapitel: 1. UNHCR WaSH-Grundsätze 2. WaSH-Strategie und operationelle Pläne 3. Koordination des WaSH-Sektors 4. Bewertung im Zuge von WaSH-Programmen 5. Überwachung und Berichterstattung im Zuge von WaSH-Programmen

(Fortsetzung)

Tabelle 2.1 (Fortsetzung)

Art und Titel des Dokuments	Inhaltlicher Schwerpunkt
3.UNHCR – The UN Refugee Agency, 2017	
Leitfaden UNHCR Hygiene Promotion Guidelines 2017	Informationen zur Gestaltung und Umsetzung von Programmen zur Hygieneförderung bzw. -erziehung, Ergänzung zu UNHCR WASH Manual
4. UNICEF – United Nations Children´s Fund, 2017	
Reaktionsplan UNICEF's preventive plan to mitigate the risk of Acute Water Diarrhoea (AWD) and Cholera among Rohingya Refugees	Prävention von Ausbruchsgeschehen, ausgelöst durch Krankheiten wie akuter wässriger Diarrhoe (AWD) und Cholera. Der Fokus liegt dabei auf der Prävention aber auch der Krankheitsbehandlung. Primäre Zielgruppe der Interventionen sind Kinder. Thematisierte Maßnahmen: 1. Verbesserter Zugang zu sicherem Trinkwasser, Sanitäranlagen, Entsorgung von Abwasser 2. Beteiligung an Initiativen zur Cholera-Prävention, u. a. durch Impfkampagnen, Zusammenarbeit mit weiteren Akteuren, z. B. der WHO, Ärzten ohne Grenzen und dem ICDDRB (International Center for Diarrhoeal Disease Research Bangladesh) 3. Verstärkte Aufklärungskampagnen und Ausbau von Multiplikatorenkonzepten.

2.2 Relevante theoretische Ansätze des Themenfelds „Flucht und Gesundheit"

2.2.1 Phasen von Flucht und Migration – Einfluss auf das Krankheitsgeschehen

In der Vergangenheit wurden Flucht- und Migrationsprozesse häufig als eine Reise von Ursprungsland A nach Zielland B beschrieben. Zwischenzeitlich wurde festgestellt, dass Flucht- und Migrationsbewegungen weitaus komplexer sind und aus mehreren Phasen bestehen. Entsprechend den Erkenntnissen von Zimmerman et al., kann der Flucht- bzw. Migrationsprozess in fünf Phasen gegliedert werden, die einen relevanten Einfluss auf die Gesundheit haben.

Dabei besteht eine Interpendenz zwischen den gesundheitlichen Auswirkungen und Faktoren wie Geschlecht, Lebensalter, Ursprungsland und sozioökonomischem Status. Politische Strategien und Maßnahmen der öffentlichen Gesundheit sollten dabei die verschiedenen Phasen von Flucht und Migration berücksichtigen. (vgl. Zimmerman; Kiss; Hossain; 2017; S. 2)

1. Phase – Vor der Flucht bzw. Migration (Pre-departure)
Die gesundheitliche Situation wird dabei wesentlich durch die gesundheitsrelevanten Bedingungen und Erkrankungen des Ursprungslands beeinflusst und spiegeln die gesundheitspolitische Situation eines Landes wider. Die Gesundheitsversorgung vulnerabler Personengruppen, u. a. Kinder, Schwangerer, Senioren und Menschen mit Behinderung, stellt dabei ein relevanter Indikator dar. Dabei kann das Krankheitsgeschehen zwischen einzelnen Ländern variieren, Infektionskrankheiten, verursacht durch bakterielle, virale und parasitäre Erreger sind dabei häufig präsent. Aufgrund fehlender Präventionsmaßnahmen, u. a. Schutzimpfungen, können Erreger relevant sein, die in den westlichen Industrienationen selten geworden sind. Traumatische Ereignisse im Ursprungsland, z. B. Kriege, politische Konflikte, Diskriminierung und Verfolgung, können sowohl auf die physische als auch psychische Gesundheit Einfluss haben. Die Unterbringung vieler Menschen in Gemeinschaftseinrichtungen kann, im Zuge fehlender oder mangelhafter Hygiene, die Entstehung und Verbreitung von Infektionskrankheiten begünstigen. (vgl. Zimmerman, Kiss, Hossain, 2017, S. 2; Krämer, Fischer, 2019, S. 11)
Gesundheitsrelevante Risikofaktoren, Phase 1:

– Biologische, individuelle Merkmale,
– Lokal-relevante chronische Erkrankungen (sowohl infektiös als auch nichtinfektiös),
– Die Anwesenheit bestimmter (endemischer) Krankheitserreger,
– Faktoren der Umwelt,
– Politische und sozioökonomische Situation vor Ort,
– Vorhandensein und Funktionsfähigkeit des Gesundheitssystems.

(Zimmerman et al., 2011, S. 2; Castelli, Sulis, 2017, S. 284)

2. und 3. Phase – Während der Flucht bzw. Migration (Travel/ Interception)
Aufenthalt in Flüchtlings- bzw. Auffanglager

Die gesundheitliche Situation in diesen Phasen, die teilweise mehrere Jahre anhalten können, wird durch das Krankheitsgeschehen der Länder sowie die Reise- und Transportbedingungen beeinflusst. Kriminalität und Menschenrechtsverletzungen treten in diesen Phasen, u. a. in Form von illegalen Grenzüberschreitungen, Kidnapping von Frauen und Kindern und sexuellen Übergriffen, häufig auf. Die Unterbringung in Flüchtlingslagern kann v. a. für Frauen und Mädchen verstärkt mit traumatischen Ereignissen, wie z. B. sexuellen Übergriffen, einhergehen, die die Übertragung sexuell bedingter Infektionskrankheiten und die Entstehung ungewollter Schwangerschaften begünstigen. Die Länge des Aufenthalts in Flüchtlings- bzw. Auffanglagern kann die Entstehung psychischer Erkrankungen fördern. In Flüchtlings- und Auffanglagern kann es aufgrund von Hygienemängeln verstärkt zu einem Austausch von Krankheitserregern kommen und infektiöse Ausbruchsgeschehen können die Folge sein. (vgl. Zimmerman, Kiss, Hossain, 2017, S. 2 f.; Krämer, Fischer, 2019, S. 11)

Gesundheitsrelevante Risikofaktoren, Phase 2 und 3 (Travel und Interception):

– Transport- und Reisebedingungen
– Epidemiologische Situation in den Transitländern
– Gewalt (u. a. Sexuelle Gewalt, Folter, gewaltsame Auseinandersetzungen)
– Menschenhandel

(Zimmerman et al., 2011, S. 2; Castelli, Sulis, 2017, S. 284).

4. Phase – Nach Ankunft im Bestimmungsland (Destination)
Die anhaltende Unterbringung in Gemeinschaftseinrichtungen im Bestimmungs-, bzw. Zielland, kann das Übertragungsrisiko von Infektionskrankheiten weiterhin begünstigen. Das Vorliegen einer lauten Umgebung, fehlende Privatsphäre und der Kontakt zu fremden Kulturen können auch einen negativen Einfluss auf die gesundheitliche Situation haben. Durch sprachliche Barrieren wird der Zugang zu Dienstleistungen des Gesundheitssystems erschwert. Im Zuge der fortschreitenden Integration und der Anpassung, z. B. an den westlichen Lebensstil, kann es durch die damit einhergehenden Gesundheitsrisiken zur Entstehung chronischer, nicht-infektiöser Erkrankungen, wie z. B. Diabetes Typ 2, kardiovaskuläre Erkrankungen und Krebserkrankungen kommen. Schwerwiegende psychische Erkrankungen sowie Komplikationen im Zuge von Schwangerschaft oder Geburt können dabei bei Flüchtlingen und Migranten häufiger auftreten als

bei der Ursprungsbevölkerung eines Landes, dies sollte im Rahmen von zielgrup-
penorientierten Präventionsmaßnahmen Berücksichtigung finden. (Zimmerman,
Kiss, Hossain, 2017, S. 2 f.; Krämer, Fischer, 2019, S. 11)
Gesundheitsrelevante Risikofaktoren, Phase 4 (Destination):

– Sozioökonomische Benachteiligung
– Unzureichender Zugang zu Einrichtungen der Gesundheitsversorgung
– Rechtlicher Status
– Berufliche Risiken
– Riskante Verhaltensweisen (u. a. Drogenkonsum, Kontakt zu kriminellen
  Organisationen) (vgl. Zimmerman et al., 2011, S. 2; Castelli, Sulis, 2017,
  S. 284)

5. Phase – Rückkehr in das Ursprungsland (Return)
Die Rückkehr in das Ursprungsland kann kurzfristig oder langfristig sein und
stellt für vulnerable Personengruppen sowohl auf psychischer als auch physischer Ebene eine erhöhte Belastungssituation dar, insbesondere dann, wenn die
Ursachen für die Flucht weiterhin bestehen. Häufig fehlt es an Betreuungsan-
geboten für rückkehrende Flüchtlinge und Migranten, die aufgrund von Flucht-
und Migrationsbewegungen psychische und physische Traumata erlebt haben.
Durch die Rückkehrenden kann das Einbringen neuartiger Krankheitserreger
aus den Ziel- bzw. Transitländern eine weitere Herausforderung darstellen. (vgl.
Zimmerman; Kiss; Hossain; 2017; S. 5)
Gesundheitsrelevante Risikofaktoren, Phase 5 (Return):

– Eintrag von neuartigen Infektionskrankheiten,
– Diskriminierung und Ausschluss von Leistungen des Gesundheitssystems,
– Psychische und physische Traumata aufgrund von Flucht und Migration (vgl.
  Zimmerman; Kiss; Hossain; 2017; S. 5).

2.2.2 Das Dahlgren-Whitehead-Modell – Determinanten von Gesundheit und Krankheit im Setting „Flüchtlingslager"

Ähnlich wie in anderen Settings, existieren auch in dem Setting Flüchtlings-
bzw. Auffanglager verschiedene Determinanten bzw. Einflussfaktoren, die die
Gesundheit der Menschen beeinflussen. Zur Strukturierung und Erklärung dieser Determinanten und ihrer Zusammenhänge untereinander, kann das Modell

von Göran Dahlgren und Margarete Whitehead, das ursprünglich 1991 publiziert und 2007 aktualisiert wurde, verwendet werden. Dabei werden die Determinanten von Gesundheit fünf Ebenen zugeordnet, die in wechselseitiger Beziehung zueinanderstehen und sowohl einen direkten als auch indirekten Einfluss auf die Gesundheit haben können. (vgl. Hurrelmann; Richter; 2022) Folgende fünf Ebenen werden dabei unterschieden:

1. Ebene: Individuum, d. h. genetische Dispositionen, Alter und Geschlecht, sie gelten als unbeeinflussbare Faktoren
2. Ebene: Individuelles Gesundheitsverhalten bzw. Lebensstil, d. h. gesundheitsförderliche und gesundheitsschädigende Verhaltensweisen, beispielsweise Ernährungsverhalten, der Konsum von Tabak oder Alkohol sowie Gewalt.
3. Ebene: Soziale Gemeinschaften bzw. soziale Netzwerke, die das Gesundheitsverhalten der Mitglieder über vorherrschende Lebensbedingungen und soziale Normen beeinflussen
4. Ebene: Allgemeine Lebensbedingungen, diese sozialen Determinanten umfassen Bildung, Arbeitsbedingungen und –situation, Arbeitslosigkeit, Wohnverhältnisse, Gesundheitsversorgung, Landwirtschaft und Nahrungsmittel, sowie Umwelt-, Wasser- und Sanitärhygiene. Die Determinanten dieser Ebene werden häufig durch Gesetze und politische Entscheidungen geprägt.
5. Ebene: Gesellschaftsordnung, Regierungsformen, Machtverhältnisse und politische Gestaltung, diese sind relevante Voraussetzungen, die durch Entscheidungen Einfluss auf die Lebensbedingungen und dementsprechend auch auf die Gesundheit haben. (vgl. Dahlgren; Whitehead; 2007; S. 11) (vgl. Klemperer et al.; 2020; S. 23 ff.)

Im Kontext von Flüchtlings- bzw. Auffanglagern existieren Einflussfaktoren, die u. a. die Entstehung und Übertragung von Infektionskrankheiten, insbesondere gastrointestinalen Infektionskrankheiten, begünstigen. Diese können den verschiedenen Ebenen/ Dimensionen des Dahlgren-Whitehead-Modells zugeordnet werden (Tabelle 2.2).

Tabelle 2.2 Einflussfaktoren der Entstehung und Verbreitung von Infektionskrankheiten in Flüchtlingslagern basierend auf dem Modell von Dahlgren und Whitehead, 2007. (Eigene Darstellung in Anlehnung an Exner, 2007, S. 57 f.; Zimmerman et al., 2011, S. 2; Castelli, Sulis, 2017, S. 28)

1. Ebene	2. Ebene	3. Ebene	4. Ebene	5. Ebene
– Geringes Alter (Säuglinge, Kleinkinder) – Hohes Alter (Senioren) – Schwangerschaft – Immunsuppression und chronische Erkrankungen – Weibliches Geschlecht	– Mangelhafter Ernährungsstatus (erhöhte Anfälligkeit gegenüber Infektionskrankheiten) – Gewalt – Der Konsum von Drogen	– Fehlende Maßnahmen des Schutzes vor persönlichen Übergriffen, daraus resultiert die Nichtnutzung von öffentlichen Sanitäranlagen vor allem durch Frauen und Mädchen, die Übertragung von sexuell übertragbaren Infektionskrankheiten	– Ökonomische Probleme und Umweltzerstörung – Armut – Die Unterbringung und das Zusammenleben vieler Menschen auf begrenztem Raum – Das Vorliegen von kontaminiertem Wasser, bzw. ein grundsätzlicher Mangel an Wasser für den menschlichen Gebrauch – Unzureichende Abfall- und Abwasserentsorgung sowie mangelhafte sanitäre Verhältnisse	– Verfolgung und Diskriminierung aufgrund von ethnischer Herkunft, Religion, Geschlecht, sexueller Orientierung, ein daraus resultierender eingeschränkter oder nicht vorhandener Zugang zu Leistungen von Gesundheitssystemen und eine unzureichende Versorgung – Konflikte und Kriege, dadurch eine Überlastung der Infrastruktur des öffentlichen Gesundheitswesens, wodurch z. B. Impf-Programme nicht mehr aufrechterhalten werden können.

2.3 Infektionsepidemiologischer Hintergrund

2.3.1 Relevante Infektionskrankheiten in Flüchtlingslagern weltweit mit Schwerpunkt auf Kutupalong

Die meisten Todesfälle während Konflikten und Vertreibungen sind auf indirekte Ursachen, insbesondere Infektionskrankheiten, zurückzuführen (vgl. Altare et al.; 2019; S. 1). Je nach Ursprungs-, Transit- und Zielland kann dabei die Bedeutung bestimmter Krankheitserreger variieren. Die folgenden Infektionskrankheiten konnten weltweit, u. a. auf der Basis von Screening-Maßnahmen, identifiziert werden:

- Tuberkulose (Tb) sowohl latente als auch aktive Form
- Akute Infektionen des Respirationstrakts (ARI)
- Hepatitis A, B, C, D, E (insbesondere Hepatitis B und C)
- Malaria
- Masern, Mumps, Röteln, Diphterie, Poliomyelitis
- Gastrointestinale Infektionen, z. B. durch *Aeromonas spp.*, *Bacillus spp.*, *Campylobacter spp.* (z. B. C. jejeuni), *Clostridioides difficile*, *Escherichia coli* (z. B. ETEC; EHEC; EPEC), *Salmonella spp.* (z. B. S. typhi, S. paratyphi), *Shigella spp.*, *Vibrio cholerae*, Noro-, Rota-, Adeno – oder Sapoviren
- Humanes Immundefizienz-Virus (HIV)
- Weitere sexuell übertragbare Infektionen, z. B. *Chlamydia trachomatis* (Chlamydien), *Treponema pallidum* (Syphilis)

(vgl. Annamalai, 2020, S. 76 ff.; Taha et al., 2023, S. 192 ff.; Isenring et al., 2018, S. 68 ff.; Eiset, Wejse, 2017, S. 3 ff.; Orcutt et al., 2022, S. 213 ff.)

Ausbruchsgeschehen im Zusammenhang mit Infektionskrankheiten stellen aufgrund von Überbelegung, einem unzureichenden Zugang zu hygienisch sicherem Wasser und Sanitäranlagen, sowie fehlerhafter Abwasser- und Abfallentsorgung eine relevante Gefahr dar. Flüchtlingslager, die hohe Bevölkerungszahlen und einen weiterhin bestehenden kontinuierlichen Zustrom an Neuankömmlingen verzeichnen, gelten als besonders vulnerabel in Bezug auf Ausbruchsgeschehen. (vgl. Altare et al.; 2019; S. 1) (vgl. Exner; 2007; S. 57 f.) Bis heute stehen diesbezüglich wenige Veröffentlichungen zur Verfügung, obwohl durch den UNHCR relevante Informationen in Form eines umfassenden, routinemäßigen Gesundheitsinformationssystems (HIS) vorhanden sind (vgl. Altare et al.; 2019; S. 2). Dabei konnte festgestellt werden, dass bis zu 75 % der Gesamtinfektionen bei

Ausbrüchen auf Masern, Cholera und akute Infektionen des Respirationstraktes (ARI), z. B. Influenza, zurückgeführt werden können. Die höchsten Fallzahlen wurden bei Ausbruchsgeschehen mit Masern, akuten Infektionen des Respirationstraktes (ARI), Cholera und akuten wässrigen Diarrhöen verzeichnet. Die Anzahl an Cholera-Erkrankungen könnte aufgrund von Verwechslungen mit akuten wässrigen Diarrhöen unterschätzt werden. Ein relevanter Anteil der Epidemien, u. a. Masern, Poliomyelitis, Diphtherie, Tetanus, Keuchhusten, Typhus und Varizellen Cholera und Meningitis, könnten durch Impfprogramme verhindert werden (vgl. Altare et al.; 2019; S. 4) (vgl. Desai et al.; 2020; S. 5). Unvollständige Impfmaßnahmen und niedrige Durchimpfungsraten sind häufig, im Zuge politischer Konflikte, auf eine Beeinträchtigung oder einen Zusammenbruch der öffentlichen Gesundheitsinfrastruktur zurückzuführen. Bei den aufgeführten Erkrankungen handelt es sich bei 63 % um lokale Ansteckungen in den jeweiligen Aufnahmeländern, 20 % der Erkrankungen wurden bereits in den Herkunftsländern oder während des Transits erworben. (vgl. Desai et al.; 2020; S. 5)

Bisher existieren wenige Studien, die die infektionsepidemiologische Situation von gewaltsam vertriebenen myanmarischen Staatsangehörigen (FDMN), u. a. den Rohingya, untersuchen. Die prekäre Gesundheits- und Hygienesituation in Flüchtlingslagern in Bangladesch, u. a. Kutupalong, hat, entsprechend der der Studie von Islam et al. (2019) einem Anstieg von luft-, wasser- und vektorübertragbaren Infektionskrankheiten zur Folge. Im Zuge einer Forschungsarbeit wurden insgesamt 80.564 gemeldete infektiöse Krankheitsfälle bei Rohingya-Flüchtlingen in Flüchtlingslagern, auf der Basis der wöchentlichen Morbiditäts- und Mortalitätsreporte der Flüchtlingslager Kutupalong, Balukhali, Tasnimarkhola und Bagghona über einen Untersuchungszeitraum von sechs Monaten analysiert. Bei 52,44 % (n = 42.248) der identifizierten Fälle handelt es sich um weibliche, bei 47,86 % (n = 38.564) um männliche Patienten. Bei den weiblichen Patienten waren 55,22 % (n = 23.330) und bei den männlichen Patienten 66,25 % (n = 25.388) unter fünf Jahren. (vgl. Islam et al.; 2019; S. 15 ff.) Die Abbildung 2.1 stellt die absoluten und prozentualen Krankheitsprävalenzen relevanter Infektionskrankheiten bei Rohingya-Flüchtlingen in Bangladesch grafisch dar.

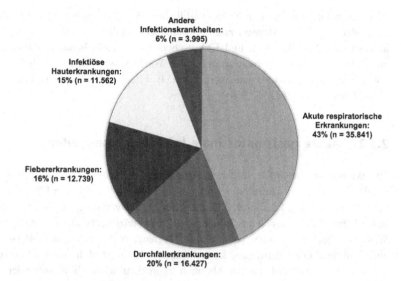

Gesamtanzahl gemeldete Fälle: 80.564

Abbildung 2.1 Prävalenzen relevanter Infektionskrankheiten der Rohingya-Flüchtlinge in Flüchtlingslagern in Bangladesch, innerhalb eines Untersuchungszeitraums von sechs Monaten. (Eigene Darstellung in Anlehnung an Islam et al.; 2019; S. 17)

Akute respiratorische Infektionskrankheiten weisen, gefolgt von Durchfall-, Fieber- und infektiösen Hauterkrankungen die höchsten Prävalenzraten auf. Akute respiratorische Infektionskrankheiten sind durch einen Anteil von 43 % an den Todesursachen nach wie vor die Haupttodesursache der Flüchtlinge in Kutupalong, insbesondere bei Kindern unter fünf Jahren (vgl. Chan; Chiu; Chan; 2018; S. 4). Die Analysearbeiten zeigen, dass sowohl das Alter als auch das Geschlecht relevante Risikofaktoren für die Erkrankung an Infektionskrankheiten darstellen: Kinder unter fünf Jahren, sowohl weiblichen als auch männlichen Geschlechts und Frauen zählen in Flüchtlingslagern zu den besonders häufig betroffenen Personengruppen. Dies konnte sowohl bei akuten respiratorischen Infektionskrankheiten, Durchfall-, Fieber- und infektiösen Hauterkrankungen beobachtet werden. (vgl. Islam et al.; 2019; S. 20) Weitere, häufig durch Schutzimpfungen vermeidbare, Erkrankungen, die in Flüchtlingslagern in Bangladesch, u. a. Kutupalong, relevant sind, sind Diphterie, Masern, Mumps, virusbedingte Entzündungen der Leber, v. a. Hepatitis A, sowie Malaria- und Denguefieber. Das Gebiet, in dem

sich Kutupalong und weitere Rohingya-Flüchtlingssiedlungen befinden, gilt aufgrund der Regen- und Monsunzeiten als besonders anfällig für Naturkatastrophen
in Form von Überflutungen und Erdrutschen. Die unzureichende Trinkwasser-
und Abwasserversorgung trägt zu optimalen Wachstumsbedingungen für Mikroorganismen sowie Vektororganismen, wie z. B. Fliegen und Moskitos, bei. (vgl.
Chan; Chiu; Chan; 2018; S. 3 f.)

2.3.2   Akute gastrointestinale Infektionskrankheiten

Für akute gastrointestinale Infektionskrankheiten können eine Vielzahl an bakteriellen, viralen und parasitären Erregern verantwortlich sein. Die Übertragung
verläuft dabei häufig fäkal-oral, d. h. die Erreger gelangen durch Ausscheidungen
in die Umwelt und werden anschließend, aufgrund unzureichender Lebensmittel-,
Wasser-, Oberflächen- oder persönlicher Hygiene, oral durch andere Personen
aufgenommen. Die Übertragung kann dabei sowohl direkt, d. h. durch den direkten Kontakt zwischen Personen, als auch indirekt, u. a. durch Wasser oder die
Berührung kontaminierter Oberflächen erfolgen. Der Verlauf der Erkrankung ist
dabei abhängig von der Virulenz des Erregers, dem Ernährungs- und Immunstatus
und den vorliegenden Begleiterkrankungen der betroffenen Person. Die Krankheit
ist meist selbstlimitierend, sodass eine Behandlung der Symptome in der Regel
ausreichend ist. Häufige Symptome sind Schmerzen des Magen-Darm-Traktes,
Übelkeit, Diarrhö und Erbrechen. Durchfall bzw. Diarrhö tritt in Zusammenhang
mit gastrointestinalen Infektionen besonders häufig auf. (vgl. Hagel et al.; 2015;
S. 8) Unter den Begriffen Durchfall bzw. Diarrhoe wird der Abgang von drei oder
mehr losen oder wässrigen Stühlen pro Tag oder häufigerer Stuhlgang als für die
betroffene Person üblich ist, verstanden. Es existieren unterschiedliche Ursachen,
die für die Entstehung von Durchfallerkrankungen verantwortlich sind. Im Zuge
dieser Arbeit wird jedoch ausschließlich auf die Durchfallerkrankungen einge-
gangen, die durch Viren und Bakterien ausgelöst werden, d. h. infektiöser Natur
und dementsprechend Symptome einer Magen-Darm-Infektion sind. Es gibt drei
klinische Formen von Durchfall:

- Akute wässrige Diarrhöe, die mehrere Stunden oder Tage andauern kann und
  zu der u. a. Cholera gehört
- Akute blutige Diarrhöe, auch Dysenterie genannt und bei der die Gefahr einer
  Sepsis besteht
- Anhaltende Diarrhöe, die 14 Tage oder länger anhält

Die größte Gefahr, die von Durchfallerkrankungen ausgeht, ist die Dehydrierung. Bei Erkrankten entsteht eine Dehydrierung, wenn ausgeschiedenes Wasser und Elektrolyte nicht ersetzt werden können. Dehydrierung und Flüssigkeitsverlust waren früher die Hauptursache für den Tod von Kindern bei Durchfallerkrankungen, heute sind auch andere Ursachen, wie z. B. septische bakterielle Infektionen für durchfallbedingte Todesfälle verantwortlich. Darüber hinaus gelten Diarrhöen als eine der Hauptursachen für Unterernährung, die Betroffene grundsätzlich anfälliger für weitere Erkrankungen macht. (vgl. World Health Organization; 2017)

2.3.2.1 Akute gastrointestinale Infektionskrankheiten bei Rohingya-Flüchtlingen in Flüchtlingslagern in Bangladesch

Im Zuge der Erfassung der infektionsepidemiologischen Situation in Flüchtlingslagern in Bangladesch, u. a. Kutupalong, konnte festgestellt werden, dass Infektionskrankheiten, die über kontaminiertes Trinkwasser oder Lebensmittel übertragen werden, ein relevantes Problem darstellen. Während den Monsunzeiten konnte ein zusätzlicher Anstieg von wasserübertragbaren Infektionskrankheiten in den Flüchtlingslagern der Rohingya verzeichnet werden (vgl. Hossain et al.; 2019; S. 1). Mikrobiologische Untersuchungen zur Überwachung der Trinkwasserqualität in Flüchtlingslagern in Bangladesch haben ein erhebliches Ausmaß an mikrobiellen Verunreinigungen des Trinkwassers aufgezeigt. Dabei wurde festgestellt, dass 92 % der Trinkwasserproben mit *E. coli* kontaminiert sind, einem Indikator-Bakterium, das ein Hinweis für fäkale Verunreinigungen des Trinkwassers darstellt. Rund 48 % der untersuchten Trinkwasserproben wiesen starke Verunreinigungen auf, d. h. es konnten über 1000 KBE in 100 ml Wasser nachgewiesen werden. Auch pathogene Mikroorganismen, u. a. *Vibrio cholerae*, Enterotoxische *E. coli* (ETEC), *Salmonella Typhi*, *Shigella spp.* sowie Rota-, Noro- und Adenoviren wurden dokumentiert. (vgl. Islam et al.; 2019; S. 3 f.)

Innerhalb eines Untersuchungszeitraums von sechs Monaten konnten insgesamt 16.427 Durchfallerkrankungen in Kutupalong ermittelt werden. Dadurch weisen infektiöse Durchfallerkrankungen, entsprechend der Studie von Islam et al., nach akuten respiratorischen Infektionen die höchsten Prävalenzraten auf und gelten über den gesamten Untersuchungszeitraum hinweg als signifikant hoch. (vgl. Islam et al.; 2019; S. 3 f.) Auf der Basis des implementierten Early Warning Systems (EWARS) konnte insgesamt eine Morbiditätsrate für Durchfallerkrankungen in Kutupalong von 7,1 % ermittelt werden (vgl. Milton et al., 2017, S. 4; Hossain et al., 2021, S. 2).

Die folgenden Risikofaktoren begünstigen das verstärkte Auftreten von gastrointestinalen Infektionskrankheiten in Flüchtlingslagern in Bangladesch, u. a. in Kutupalong:

- Bevölkerungsgruppen, insbesondere die Rohingya-Flüchtlinge, die einen unzureichenden Ernährungsstatus in Kombination mit enormer psychischer Belastung aufweisen, zeigen häufig eine erhöhte Anfälligkeit für akute wässrige Durchfallerkrankungen und Trinkwasser-assoziierte Erkrankungen auf (vgl. Mahmud; Islam; Ahmed; 2019; S. 2)
- Risikogruppen, die eine erhöhte Anfälligkeit für gastrointestinale Infektionskrankheiten aufweisen, insbesondere Kinder und Frauen, sind in Kutupalong besonders häufig vertreten: Rund 55 % Bewohner*innen sind Kinder und rund 52 % aller Bewohner*innen sind weiblichen Geschlechts (vgl. UNHCR; 2018; S. 1)
- Die Auswirkungen der Monsunzeiten, einhergehend mit Überschwemmungen und Durchmischung des Trink- und Abwassers (vgl. Islam et al.; 2019; S. 3).
- Umweltschäden durch Abholzung und dadurch eine erhöhte Gefahr für die Entstehung von Erdrutschen, dies hat ebenfalls Auswirkungen auf die Trink- und Abwasserinfrastruktur (vgl. Islam et al.; 2019; S. 2 f.)
- Unvollständige Schutzimpfungen (vgl. Hossain et al.; 2019; S. 1)
- Unhygienische sanitäre Infrastrukturen, die u. a. die Übertragung gastrointestinaler Infektionskrankheiten fördern (vgl. Cronin et al., 2008, S. 11 f.; Uddin et al., 2022, S. 2)
- Das Fehlen von sicheren, geschlechtergetrennten Sanitäranlagen, wodurch es zu einer verstärkten Entstehung von Ad-hoc-Badebereichen und -Sanitäranlagen kommt, die die Kontamination des Trinkwassers begünstigen (vgl. Hossain et al., 2019, S. 1; Tallmann et al., 2022, S. 3 ff.; Uddin et al., 2022, S. 1 f.)
- Überbelegung der Flüchtlingslager, sodass sanitäre Anlagen von vielen Personen gemeinsam genutzt werden (vgl. Hossain et al.; 2019; S. 1)

Kinder unter fünf Jahren, sowohl weiblich als auch männlich, und Frauen sind in Flüchtlingslagern wie Kutupalong signifikant häufiger von gastrointestinalen Infektionen betroffen (vgl. Islam et al.; 2021; S. 1 f.). Für die Kinder in Kutupalong konnte eine kumulative Zwei-Wochen-Inzidenz für Durchfallerkrankungen von 40,5 % ermittelt werden (vgl. Summers et al.; 2018; S. 534). Die kumulative Inzidenz ist ein personenbezogenes Risikomaß, das die Wahrscheinlichkeit ausdrückt, dass eine Person in einem festgelegten Zeitraum, z. B. innerhalb von zwei Wochen, an einer bestimmten Erkrankung oder einem definierten Gesundheitsproblem betroffen sein wird (vgl. Robert Koch-Institut; o. J.). Für Säuglinge und Kleinkinder können schwere und anhaltende Durchfallerkrankungen aufgrund des Risikos der Dehydrierung und Flüssigkeitsverlusts schwerwiegende Konsequenzen haben. Ein unzureichender Ernährungsstatus, einhergehend mit Mangelernährung und Untergewicht, der in Kutupalong bei Säuglingen und Kleinkindern eine hohe Relevanz aufweist, kann die Folgen gastrointestinaler Infektionen verstärken und zu einer erhöhten Mortalitätsrate bei Kindern unter fünf Jahren beitragen (vgl. Islam et al.; 2021; S. 2). Der häufig bei Säuglingen und Kleinkindern noch nicht ausreichend vorhandene Immunstatus, kann das Auftreten von infektiösen Durchfallerkrankungen bei Kindern zusätzlich begünstigen. Nicht-registrierte Flüchtlingskinder sind häufiger als registrierte Flüchtlingskinder in Kutupalong von gastrointestinalen Infektionskrankheiten betroffen. Summers et al. (2018) konnten im Zuge ihrer Forschungsarbeit eine signifikant höhere Durchfallassoziierte Mortalität bei nicht-registrierten Rohingya-Flüchtlingskindern ermitteln. Die kumulative Zwei-Wochen-Inzidenz für Durchfallerkrankungen wies bei einer Studie mit 309 Flüchtlingskindern (nicht-registriert: 141 Kinder; registriert: 161 Kinder) aus Kutupalong die folgenden Ergebnisse auf:

- Nicht-registrierte Rohingya-Flüchtlingskinder: 73 Betroffene, daraus ergibt sich eine kumulative Zwei-Wochen-Inzidenz von 51,8 %
- Registrierte Rohingya-Flüchtlingskinder: 49 Betroffene, daraus ergibt sich eine kumulative Zwei-Wochen-Inzidenz von 30,4 %. (vgl. Summers et al.; 2018; S. 533 f.)

Islam et al. (2019) weisen außerdem darauf hin, dass rund 200.000 Rohingya-Flüchtlinge in nicht genehmigten und nicht von der Regierung und dem UNHCR überwachten Flüchtlingslagern leben. Sie besitzen häufig keine gültige Registrierung, keinen gültigen Rechtsstatus und erhalten dementsprechend keine internationale, humanitäre Unterstützung. Der Zugang zu sicheren sanitären Anlagen, hygienisch aufbereitetem Wasser und Leistungen der Gesundheitsversorgung ist zusätzlich erschwert. (vgl. Islam et al.; 2019; S. 2 f.)

Frauen und Mädchen ab dem fünfzehnten Lebensjahr übernehmen in traditionell geprägten Familienstrukturen den größten Anteil an Hausarbeiten, u. a. die Reinigung von Sanitäranlagen, die Beschaffung von Wasser für den menschlichen Gebrauch, die Zubereitung der Speisen, sowie das Waschen von Wäsche und Geschirr. Gleichzeitig übernehmen sie häufiger als männliche, gleichaltrige Familienmitglieder pflegerische Tätigkeiten von jungen, älteren und erkrankten Angehörigen. Hausarbeiten und pflegerische Tätigkeiten können aufgrund der hygienisch kritischen Situation innerhalb von Flüchtlingslagern, zu einer erhöhten Übertragungswahrscheinlichkeit von Infektionskrankheiten, insbesondere des Gastrointestinaltraktes, beitragen. Diese Aspekte sollten deshalb in Bezug auf das gehäufte Auftreten gastrointestinaler Infektionskrankheiten bei Frauen und Mädchen ab dem 15. Lebensjahr berücksichtigt werden. (vgl. Faruque et al.; 2021; S. 11).

Als häufigste bakterielle Erreger akuter gastrointestinaler Infektionskrankheiten in Flüchtlingslagern in Bangladesch gelten *Aeromonas spp.*, die in 12,5 % der untersuchten Proben, sowie Enterotoxische *Escherichia coli* (ETEC) der in 4,9 % der behandelten und mittels Stuhlprobe untersuchten Fälle nachgewiesen werden konnte (vgl. Faruque et al.; 2021; S. 9). *Aeromonas spp.* ist ein noch nicht ausreichend erforschtes Umweltbakterium, das vorwiegend in wasserführenden Systemen dokumentiert wurde. Eine Infektion erfolgt häufig durch die Verwendung von kontaminiertem Trinkwasser und Lebensmitteln. Erkrankungen des Magen-Darm-Traktes, Wundinfektionen und Bakteriämie sind möglich. (vgl. Fernándes-Bravo; José Figueras; 2020; S. 7 ff.) ETEC gilt in Bangladesch als endemisch und weist sowohl eine hohe Relevanz bei Durchfallerkrankungen der Ursprungsbevölkerung als auch Reisenden auf. Da in wenigen Fällen mikrobiologische Verfahren in Bezug auf die Erregerdiagnostik in Kutualong verwendet werden, gilt die tatsächliche Prävalenz der Infektionen durch ETEC als höher. Koinfektionen mit anderen Erregern treten bei Infektionen mit ETEC gehäuft auf: Bei 15,6 % der untersuchten Fälle konnten Koinfektionen von ETEC und Rotaviren ermittelt werden, die verstärkt bei Kindern zwischen sechs und zwölf Monaten beobachtet wurden. Koinfektionen mit *Vibrio cholerae* (13 % der Fälle), *Campylobacter jejuni* (8,4 % der Fälle), *Shigella spp.* (2,2 % der Fälle) und *Salmonella spp.* (1,5 % der Fälle) konnten ebenfalls nachgewiesen werden. Koinfektionen können einen relevanten Einfluss auf die Diagnosestellung und die Darstellung der epidemiologischen Situation haben. (vgl. Qadri et al.; 2000; S. 2) Sowohl Bangladesch als auch Myanmar, das Ursprungsland der Rohingya-Flüchtlinge, gelten weiterhin Länder, in dem Cholera-Erkrankungen endemisch sind, d. h. diese Erkrankung tritt gehäuft in einer bestimmten Region über einen unbegrenzten Zeitraum auf. Dadurch sind Infektionen mit dem Erreger

Vibrio cholerae in Flüchtlingslagern wie Kutupalong relevant. Im Zeitraum von 2017 – 2019 lagen 782 gemeldete Cholera-Fälle und 11 Todesfälle aufgrund einer Cholera-Infektion vor, sodass eine Sterblichkeitsrate von 1,4 % für Kutupalong und andere Flüchtlingslager in Bangladesch ermittelt werden konnte. Aus diesem Grund wurden aus dem Notvorrat der WHO auf Anforderung der Regierung von Bangladesch 2.200.000 orale Cholera-Impfstoffe (OCV) zur Verfügung gestellt und großflächige Impfkampagnen durchgeführt. (vgl. Qadri et al.; 2000; S. 2)

Die Anzahl virusbedingter gastrointestinaler Infektionen ist bei Kindern bis zum zweiten Lebensjahr signifikant häufiger als bakterielle Infektionen. Ab einem Lebensalter von fünf Jahren werden dagegen bakterielle Erreger gastrointestinaler Infektionen zunehmend relevanter. In der Bevölkerungsgruppe der über 18-Jährigen treten bakterielle Infektionen signifikant häufiger auf. (vgl. Hossain et al.; 2021; S. 3) Als häufigste virale Erreger akuter gastrointestinaler Infektionskrankheiten in Flüchtlingslagern in Bangladesch gelten Rotaviren, die in 27 % der untersuchten Proben nachgewiesen werden konnten (vgl. Faruque et al.; 2021; S. 9). Adeno- und Noroviren konnten im Zuge der Studienarbeit von Hossain et al. in 24 % bzw. 14 % der untersuchten Proben nachgewiesen werden, während Astro- und Sapoviren im Hinblick auf die infektionsepidemiologische Situation in Kutupalong aufgrund niedriger Prävalenzen kaum eine Relevanz aufweisen. Eine mäßige bis schwerwiegende Dehydrierung konnte bei 45 % der untersuchten Patientinnen und Patienten ermittelt werden. Bei 29 % der untersuchten Patient*innen konnten Coinfektionen mit mehreren Viren, u. a. Coinfektionen von Rota- und Adenoviren oder Rota- und Noroviren, nachgewiesen werden. Diese wurden gehäuft bei Kindern unter zwei Jahren diagnostiziert. Es ist davon auszugehen, dass Coinfektionen einen Einfluss auf den Schweregrad der Erkrankung haben können. (vgl. Hossain et al.; 2021; S. 1 ff.) Nachfolgend werden relevante Erreger sowie deren Übertragungswege, Inkubationszeiten, d. h. die Zeitspanne zwischen Erregeraufnahme und dem Auftreten der ersten Krankheitssymptome, bekannte Symptome und typische Risikogruppen tabellarisch dargestellt (Tabelle 2.3).

Tabelle 2.3 Übersichtstabelle – Relevant Erreger gastrointestinaler Infektionen in Flüchtlingslagern. (Eigene Darstellung)

Erreger	Übertragungswege und Inkubationszeit	Risikogruppen und Anteil am Gesamtinfektionsgeschehen [%]
Aeromonas spp. (insbesondere *A. caviae, A. veronii*)	Trink- Ab-, und Badewasser, kontaminierte Lebensmittel, z. B. Obst und Gemüse, durch Bewässerungswasser; 2–5 Tage	Säuglinge und Kleinkinder unter 3 Jahren, immunsupprimierte Personen, gehäuftes Vorkommen in Schwellen- und Entwicklungsländern bei unzureichenden Trink- und Abwasserinfrastruktur; bei 12,5 % der Erkrankten nachgewiesen (vgl. Fernándes-Bravo, José Figueras, 2020, S. 7 ff.; Faruque et al., 2021, S. 9).
Escherichia coli, insbesondere Enterotoxische *E. coli* (ETEC)	Überwiegend fäkal-orale Übertragung, Trinkwasser und Lebensmittel; 9–72 Stunden	Endemisch in Schwellen- und Entwicklungsländern, lebensbedrohliche Verläufe bei Säuglingen und Kleinkindern möglich, Kinder und Erwachsene gleichermaßen von Infektionen mit ETEC betroffen; bei 4,5 % der Erkrankten nachgewiesen (vgl. Littmann, Sinha, Löbermann, 2018, S. 126 ff.; Faruque et al., 2021, S. 9).
Salmonella spp. (z. B. *S. Typhi, S. Paratyphi*)	Lebensmittel, Übertragung von Mensch zu Mensch ist möglich, jedoch geringere Relevanz auf; *S. Typhi*: 8–14 Tage; *S. Paratyphi*: 1–10 Tage	Nach Abklingen der Symptome können Krankheitserreger noch über einen längeren Zeitraum ausgeschieden werden und eine Infektionsquelle darstellen, Dauerausscheider sind v. a. bei *S. typhi* möglich; bei 3,3 % der Erkrankten nachgewiesen (vgl. Littmann, Sinha, Löbermann, 2018, S. 558 ff.; Faruque et al., 2021, S. 9).

(Fortsetzung)

Tabelle 2.3 (Fortsetzung)

Erreger	Übertragungswege und Inkubationszeit	Risikogruppen und Anteil am Gesamtinfektionsgeschehen [%]
Vibrio cholerae	Wasser und Lebensmittel, Gegenstände und Ausscheidungen, seltener direkte Übertragung von Mensch zu Mensch; 2–3 Tage	Kleinkinder, aufgrund des hohen Flüssigkeits- und Elektrolytverlusts, Personen in Kriegs- und Katastrophengebieten, aufgrund des Mangels an mikrobiologisch unbedenklichem Trinkwasser und Sanitäranlagen, das Risiko für Flüchtlinge an Cholera zu erkranken deutlich erhöht; bei 0,7 % der Erkrankten nachgewiesen (vgl. Littmann, Sinha, Löbermann, 2018, S. 88 ff.; Sim, 2013, S. 65 ff.; Faruque et al., 2021, S. 9).
Adenoviren Noroviren Rotaviren	Überwiegend fäkal-orale Übertragung durch direkten Kontakt, Lebensmittel und Oberflächen; Adenoviren: 5–8 Tage; Noroviren: 10–50 Stunden; Rotaviren: 24–72 Stunden;	Noroviren: Geringe infektiöse Dosis → Menschen, in Gemeinschaftsunterkünften häufig betroffen, z. B. durch die Nutzung von gemeinsamen Sanitäranlagen, Adenoviren: Bei 24 % der Erkrankten nachgewiesen; Noroviren: Bei 4,5 % der Erkrankten nachgewiesen; Rotaviren: Bei 27 % der der Erkrankten nachgewiesen, häufig bei Kleinkindern und Senioren (vgl. Littmann, Sinha, Löbermann, 2018, S. 151 ff.; Kleines, 2018, S. 148 f.; Hossain et al., 2021, S. 3)

2.4   Infektionsprävention im Setting „Flüchtlingslager"

2.4.1   Relevante Begrifflichkeiten des Themenfelds „Prävention"

Definition des Begriffs „Prävention":
Der Begriff Prävention umfasst als Oberbegriff alle Maßnahmen, die zur Vermeidung des Auftretens, Fortschreitens und der Verbreitung spezifischer Krankheiten und gesundheitlicher Störungen betragen, sowie die Entstehung von Folgeerkrankungen und weiteren Einschränkungen verhindern. Präventionsmaßnahmen umfassen medizinische, psychologische sowie erzieherische Maßnahmen, aber auch Verhältnisänderungen, politische Handlungen, z. B. in Form von Gesetzen, Lobbyarbeit und massenmediale Maßnahmen. Die Wirksamkeit von Präventionsmaßnahmen sollte wissenschaftlich nachgewiesen und Effekte direkt oder indirekt messbar sein. Die folgenden Aspekte sind Ziele der Prävention
Die Vermeidung, Reduktion sowie zeitliche Verschiebung

- Von Mortalität und Morbidität und den daraus resultierenden Einschränkungen der Lebensqualität und sozialer Teilhabe
- Von direkten Krankheitskosten im Zuge der Behandlung, Rehabilitation und Sozialversicherung
- Von indirekten Krankheitskosten, die durch eine reduzierte Produktivität und eine eingeschränkte Teilhabe, z. B. in Form von bürgerlichem Engagement, entstehen
- Von Einschränkungen der Gesundheit, die zunehmend als relevanter Aspekt des Humankapitals betrachtet wird (vgl. Tiemann, Mohokum; 2021; Pos: 3508).

Maßnahmen der Prävention können auf der individuellen bzw. Mikroebene, der Gruppen- bzw. Mesoebene oder auf der Bevölkerungs- bzw. Makroebene ansetzen. Bei der Konzeption von Präventionsmaßnahmen sollte deshalb definiert werden, auf welcher Ebene die Implementation erfolgen soll. (vgl. Tiemann, Mohokum; 2021; Pos: 3529) Definition der Begriffe „Verhältnisprävention" und „Verhaltensprävention":
Verhältnisprävention bedeutet, dass durch geeignete Interventionen die Lebens-, Arbeits- und Umweltbedingungen, die wesentlichen Einfluss auf Gesundheit und Krankheit haben, verändert werden und dadurch die Führung eines gesunden Lebens ermöglicht wird. Dabei ist in erster Linie nicht

die individuelle Verhaltensänderung das Ziel, sondern die Gestaltung der Verhältnisse, wodurch gesundheitsförderndes Verhalten ermöglicht werden soll. Dadurch grenzt sich die Verhältnisprävention vom Ansatz der Verhaltensprävention ab. Wesentliche Bestandteile des Ansatzes sind u. a. staatliche Regelungen aller Politikbereiche, die Public-Health-Relevanz haben. Dazu gehören u. a. der gesundheitliche Verbraucherschutz, der Infektionsschutz, umweltbezogener Gesundheitsschutz, der Arbeitsschutz und die Verkehrssicherheit. (vgl. Klemperer; 2020; S. 167)

2.4.2 Relevante Ansätze des Themenfelds „Prävention"

2.4.2.1 Public-Health-Action-Cycle (PHAC)

Für die Planung, Umsetzung und Evaluation von Präventionsmaßnahmen stellt der Public Health Action Cycle (PHAC) ein Grundkonzept dar, das auch für die Konzeption verhältnispräventiver Ansätze im Rahmen der Infektionsprävention in Flüchtlings- bzw. Auffanglagern, verwendet wird. Der PHAC strukturiert Diskussions- und Planungsprozesse und zeigt die Vorteile und Wichtigkeit einer systematischen und geplanten Vorgehensweise bei gesundheitspolitischen Handlungen auf. Der PHAC besteht dabei aus vier Phasen, die sich jeweils auf vier Grundfragen der Problembestimmung und –behandlung beziehen. Tabelle 2.4 beschreibt die vier Phasen des PHAC und ordnet die relevanten Grundfragen zu.

Tabelle 2.4 Die Phasen des Public Health Action Cycle (PHAC) und relevante Grundfragestellungen. (Eigene Darstellung in Anlehnung an Rosenbrock; Gerlinger; 2014; S. 30 f.)

Phase:	Beschreibung:	Grundfrage:
1. Phase: Problemdefinition	Es erfolgt die Bestimmung und Definition der zu bearbeitenden Problemstellung, in einer identifizierten gesundheitsrelevanten Gefährdung oder Erkrankung.	Welche gesundheitsrelevante Problemstellung liegt vor?

(Fortsetzung)

Tabelle 2.4   (Fortsetzung)

Phase:	Beschreibung:	Grundfrage:
2. Phase: Strategieformulierung	Entwicklung einer Strategie zur Problembearbeitung, die für die zu erreichenden Ziele passend erscheint. Zusätzlich werden personelle, zeitliche, materielle und finanzielle Ressourcen bei der Planung berücksichtigt, durch die die geplanten Maßnahmen umgesetzt und definierten Ziele erreicht werden.	Durch welche Strategie bzw. mit welchen Instrumenten soll die gesundheitliche Problemstellung behandelt werden?
3. Phase: Umsetzung	Es erfolgt die Umsetzung der vorab definierten Maßnahmen innerhalb der Praxissituation.	Wie kann die Umsetzung bzw. Anwendung der Interventionsinstrumente sichergestellt werden?
4. Phase: Evaluation/ Bewertung:	Es erfolgt die Prüfung der erzielten Ergebnisse in Bezug auf die vorab definierten Zielstellungen und die Bewertung der Auswirkung der Maßnahmen in der Praxis.	Trägt die erzielte Wirkung der Intervention zu einer Reduktion der gesundheitsrelevanten Problemstellung bei?

(vgl. Rosenbrock, Gerlinger, 2014, S. 30 f.; Hartung, Rosenbrock, 2022)

Ein Vergleich zwischen den in der Praxis erzielten Ergebnissen und der ursprünglich identifizierten gesundheitsrelevanten Situation wird durchgeführt. Dadurch kann eine erneute Problemdefinition erfolgen, die zu einer Wiederholung der Zyklus-Phasen und dadurch zu einem kontinuierlichen Lernprozess führt. Der PHAC ist ein idealtypisches Modell, dessen Phasen in der Praxis häufig nicht trennscharf zu identifizieren sind oder dessen Phasen immer strikt nacheinander, ohne zeitliche Überschneidungen durchlaufen werden. Der PHAC bietet die Möglichkeit, einen Vergleich unterschiedlicher Handlungsmöglichkeiten zur Problembearbeitung zu identifizieren und dabei Aspekte wie Effizienz, Effektivität und Chancengleichheit zu berücksichtigen. (vgl. Hartung; Rosenbrock; 2022)

Aufgrund begrenzter personeller, materieller und finanzieller Ressourcen ist ein sinnvoller und wirksamer Einsatz in Bezug auf geplante Interventionen zu beachten. Dies gilt auch bei der Konzeption von Präventionsmaßnahmen, die die Entstehung und Verbreitung gastrointestinaler Infektionen verhindern. Nachfolgend sollen relevante Ansätze der Infektionsprävention gastrointestinaler Infektionen vorgestellt werden.

2.4.2.2 Das WaSH/ Watsan-Konzept

Die Qualität der Trink- und Abwasserinfrastruktur, Lebensmittelsicherheit, Strukturen der Gesundheits- und Sanitärversorgung werden durch die verfügbaren und adäquat genutzten Ressourcen beeinflusst und tragen wesentlich zur gesundheitlichen und infektionsepidemiologischen Situation in Flüchtlingslagern bei. Ein unzureichender Ernährungs- und Immunstatus begünstigen die Entstehung und Verbreitung von Infektionskrankheiten, insbesondere des Gastrointestinaltraktes. Die damit einhergehenden Symptomatiken, insbesondere Übelkeit, Erbrechen und Durchfälle, fördern Unterernährung und führen zu erhöhten Morbiditäts- und Mortalitätsraten. (vgl. Cronin et al.; 2008; S. 3 f.)

Das Auftreten und die Verbreitung gastrointestinaler Infektionen kann durch Konzepte des Infektionsschutzes, wie z. B. WaSH, verringert werden. Die Abkürzung "WaSH" steht dabei für die Begriffe "Water (supply), Sanitation und Hygiene (promotion)". In der praktischen Umsetzung untergliedert sich dieses Konzept in Teilbereiche, die im Zuge des Infektionsschutzes, beachtet werden müssen. Die nachfolgende Abbildung 2.2 stellt die relevanten Komponenten von WaSH dar.

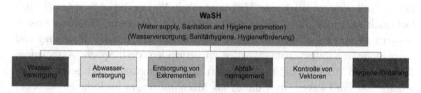

Abbildung 2.2 Relevante Komponenten von WaSH (in Anlehnung an Sphere Association; 2018; S. 90)

Jedem Menschen soll grundsätzlich ein gleichberechtigter, erschwinglicher Zugang zu einer ausreichenden Menge an sauberem Wasser für den menschlichen Gebrauch ermöglicht werden. Steht Wasser in nicht ausreichender Menge oder Qualität zur Verfügung, stellt dies ein relevantes Risiko für die öffentliche Gesundheit und die Entstehung und Übertragung von Infektionskrankheiten dar. Als Mindestmenge an Wasser pro Person werden 15 l / Tag benötigt. In Ausnahmesituationen, beispielsweise während Dürreperioden, kann kurzzeitig eine Mindestwassermenge pro Person von 7,5 l / Tag zur Verfügung gestellt werden. (vgl. Sphere Association; 2018; S. 106 f.) Entsprechend den Angaben der Sphere Association, sind die folgenden Verwendungszwecke in Bezug auf die verfügbare Wassermenge zu beachten (Tabelle 2.5).

Tabelle 2.5 Mindestmenge an Wasser für den menschlichen Gebrauch entsprechend den Angaben der Sphere Association (Sphere Association; 2018; S. 107)

Verwendungszweck	Menge (Liter / Person / Tag)	Einflussfaktoren
Wasseraufnahme (Trinkwasser und Lebensmittel)	2,5–3	In Abhängigkeit von klimatischen Bedingungen und der individuellen, physiologischen Verfassung
Hygienepraktiken	2–6	In Anhängigkeit von sozialen und kulturellen Normen
Zubereitung von Speisen	3–6	In Abhängigkeit der zuzubereitenden Lebensmittel, sowie sozialen und kulturellen Normen
Gesamt	7,5–15	

Durch geeignete Maßnahmen des Umweltschutzes, regelmäßige chemische und mikrobiologische Untersuchungen und geeignete Wasseraufbereitungsverfahren, soll eine ausreichende Versorgung mit Wasser für den menschlichen Gebrauch sichergestellt werden. Eine ausreichende Trennung zwischen Frischwasser und Abwasser muss zusätzlich gewährleistet sein, um die Entstehung und Verbreitung von Infektionskrankheiten zu vermeiden. (vgl. Sphere Association; 2018; S. 105 ff.) Gleichzeitig verhindert eine angemessene und gerechte Verteilung von Trinkwasser, dass dieses als Machtinstrument im Rahmen sexueller oder finanzieller Ausbeutung eingesetzt wird (vgl. Cronin et a.; 2008; S. 3). Die Einführung und Aufrechterhaltung eines Ausscheidungsmanagements ermöglicht eine Umgebung, die frei von menschlichen Ausscheidungen ist und dadurch eine Kontamination der Natur, Wohn-, Lern-, Arbeits- und Gemeinschaftsumgebung verhindert. Eine ausreichende Anzahl barrierefreier, sicherer und nach Alter und Geschlecht getrennter Sanitärräume ist deshalb sicherzustellen. Gleichzeitig ist ein angemessener Abstand zu Wasserquellen einzuhalten und die Sammlung, der Transport, die Entsorgung und Behandlung menschlicher Ausscheidungen so zu gestalten, dass eine Gefahr für die öffentliche Gesundheit und die Umwelt ausgeschlossen ist. (vgl. Sphere Association; 2018; S. 113 ff.) Das Abfallmanagement umfasst die Planung von Abfallentsorgungssystemen, den Umgang, die Trennung, die Lagerung, das Sortieren und das Verarbeiten von organischen und anorganischen Feststoffabfällen. Ein unzureichendes Abfallmanagement kann ein relevantes Risiko für die öffentliche Gesundheit darstellen, da unbehandelte Abfälle Lebensraum für Vektoren bieten. Abfälle müssen auf geeignete Lager- und Entsorgungseinheiten begrenzt werden, sodass eine Kontamination der Natur, Wohn-, Lern-, Arbeits- und Gemeinschaftsumgebung verhindert wird. (vgl. Sphere Association; 2018; S. 126 ff.) Das Abfallmanagement ist ein relevanter Bestandteil der Vektorkontrolle. Vektoren stellen einen Übertragungsweg für Krankheitserreger auf den Menschen dar. Häufig handelt es sich bei Vektoren um Insekten, wie z. B. Mücken, Fliegen, Läuse, Flöhe oder Nagetiere, wie beispielsweise Mäuse und Ratten. Durch ein unzureichendes Abfall-, Abwasser- und Ausscheidungsmanagement kann das Auftreten von Vektoren begünstigt werden. Vektorspezifische Kontrollprogramme sollen sowohl die Populationsdichte der Vektoren, deren Brutstätten als auch den Kontakt zwischen Mensch und Vektor verringern. Aufgrund der Komplexität der Vektorkontrolle, wird der Einbezug von Experten empfohlen. (vgl. Sphere Association; 2018; S. 121 f.)

Durch die Hygieneförderung bzw. Hygieneerziehung sollen Menschen relevante Risiken für die öffentliche Gesundheit, die im Zusammenhang mit den einzelnen Komponenten von WaSH stehen, wahrnehmen und dazu befähigt werden, entsprechende Maßnahmen zur Gefahrenbewältigung zu ergreifen. Im Zuge der Implementierung von Maßnahmen der Hygieneerziehung in Flüchtlingslagern sollten folgende Faktoren, die die Effektivität beeinflussen können, Beachtung finden: Der Einbezug und die Mobilisierung der Zielgruppe in Bezug auf die Hygieneerziehung kann dazu beitragen den Wissenstand in Lagern zu verbessern und Verhaltensänderungen dauerhaft umzusetzen. Dabei gilt zu beachten, dass die ausschließliche Vermittlung von Wissen und das zur Verfügung stellen von Hygieneartikeln häufig nicht ausreichend ist, da die Wahrnehmung von Gesundheitsrisiken kulturell und erfahrungsbedingt unterschiedlich sein kann. Der systematische Einbezug der relevanten Zielgruppen, sowie eine zielgruppenorientierte Kommunikation, stellen neben der Bereitstellung materieller Ressourcen relevante Faktoren dar. (vgl. Sphere Association; 2018; S. 96 ff.) (vgl. Altare et al.; 2019; S. 6) Die qualitative Gestaltung der Maßnahmen der Gesundheitserziehung kann ebenfalls einen Einfluss auf die Zielgruppenakzeptanz haben. Auch unzureichende Fachkenntnisse des Schulungspersonals, z. B. Community Health Care Worker, in Bezug auf relevante Erkrankungen, deren Übertragungswege, relevante Präventions- und Kontrollmaßnahmen sowie zur Durchführung von Maßnahmen der Gesundheitserziehung können eine effektive Wissensvermittlung verhindern. Die Methoden der Partizipation sowie der Vermittlung von Wissen sollten an die Eigenschaften der Zielgruppen angepasst werden. Regelmäßige Wiederholungen der vermittelten Inhalte und individuelle Feedbacks sind notwendig, um eine nachhaltige Verhaltensänderung zu erzielen. (vgl. Nahimana et al.; 2017; S. 4 f.)

Methodik

3

Die zentrale Forschungsfrage dieser Abschlussarbeit soll im Rahmen einer systematischen Literaturrecherche beantwortet werden. Die systematische Literaturrecherche dient dabei der Einordnung, Strukturierung, Bewertung und zusammenfassenden Betrachtung von bereits existierenden wissenschaftlichen Arbeiten. Eine ausreichende Vielfalt an wissenschaftlichen Daten zu diesem Thema ist vorhanden.

3.1 Bewertungskriterien bzw. Ein- und Ausschlusskriterien

Die Ein- und Ausschlusskriterien werden nachfolgend tabellarisch dargestellt und orientieren sich dabei z. T. an den Elementen des PICO(S)-Schemas (Tabelle 3.1).[1]

[1] **Elektronisches Zusatzmaterial** Die elektronische Variante dieses Kapitels enthält Zusatzmaterial, das berechtigten Benutzern zur Verfügung steht.

Ergänzende Information Die elektronische Version dieses Kapitels enthält Zusatzmaterial, auf das über folgenden Link zugegriffen werden kann https://doi.org/10.1007/978-3-658-47364-8_3.

Tabelle 3.1   Relevante Ein- und Ausschlusskriterien

Einschlusskriterien	Ausschlusskriterien
Population:	
Flüchtlingspopulationen und Bevölkerungsgruppen aus Regionen mit mittlerem bis niedrigem Einkommen weltweit, insbesondere Rohingya-Flüchtlinge, ursprünglich aus Myanmar, die in Flüchtlingslagern in Bangladesch, Kutupalong, Distrikt Cox's Bazar, im südöstlichen Bangladesch untergebracht sind.	Studien mit Fokus auf Bevölkerungsgruppen aus Regionen mit hohen Einkommen
Intervention:	
Maßnahmen der Verhältnisprävention, mit dem Ziel die Entstehung und Verbreitung gastrointestinaler Infektionen zu vermeiden. Dazu gehören insbesondere Intervention der Trinkwasser- und Lebensmittelhygiene, der Abwasser- und Abfallinfrastruktur, der Sanitärhygiene der der Hygieneförderung, Schutzimpfungen, sowie Maßnahmen zur Verbesserung der Lebensbedingungen mit protektiven Effekten bezüglich gastrointestinaler Infektionen.	Maßnahmen der Verhaltensprävention, Präventionsmaßnahmen, die die Entstehung und Verbreitung sonstiger Infektionskrankheiten oder chronischer Erkrankungen als Ziel haben.
Outcome:	
Die Reduktion der Morbidität und Mortalität gastrointestinaler Infektionen, deren Ursache Bakterien oder Viren sind und Symptome wie z. B. Schmerzen im Bereich des Magen-Darm-Trakts, Übelkeit, Erbrechen und Diarrhö.	Die Reduktion der Morbidität und Mortalität gastrointestinaler Infektionen, deren Ursache Protozoen und mehrzellige Parasiten sind. Die Reduktion der Morbidität und Mortalität gastrointestinaler Erkrankungen, deren Ursache nicht das Vorliegen von Krankheitserregern ist, sondern z. B. Lebensmittelunverträglichkeiten oder chronische, nicht-infektiöse Erkrankungen des Magen-Darm-Trakts.

(Fortsetzung)

Tabelle 3.1 (Fortsetzung)

Einschlusskriterien	Ausschlusskriterien
Studiendesign:	
Systematische Übersichtsarbeiten inkl. Metaanalyse, systematische Übersichtsarbeiten ohne Metaanalyse, randomisierte kontrollierte Studien, kontrollierte Studien ohne Randomisierung, Querschnittstudien, Längsschnittstudien, Fall-Kontroll-Studien, Kohortenstudien	Fallberichte, Editorials, Buchkapitel, Experten-Befragungen und Briefe an Herausgeber.
Zugangsberechtigung:	
Kostenlos zugängliche Studien	Kostenpflichtig zugängliche Studien
Sprache:	
Keine sprachlichen Limitationen (vgl. Helbach et al.; 2022; S. 2).	Keine sprachlichen Limitationen (vgl. Helbach et al.; 2022; S. 2).
Publikationszeitraum:	
Publikationen, die im Zeitraum von 2000 bis 2023 veröffentlicht wurden.	Publikationen, die außerhalb des Zeitraums von 2000 bis 2023 veröffentlicht wurden.

3.2 Methodisches Vorgehen

Die systematische Literaturrecherche nach geeigneter Literatur wird durch die Nutzung der Datenbanken PubMed®, ScienceDirect®, Cochrane Library sowie über IWA Publishing® durchgeführt. Unbekannte, englische Begrifflichkeiten werden mithilfe des Web-Übersetzers „DeepL" übersetzt.

Im Rahmen der systematischen Literaturrecherche werden die folgenden relevanten Schlüsselwörter der Kategorien Population bzw. Setting, Intervention und Outcome verwendet (Tabelle 3.2).

Tabelle 3.2 Schlüsselwörter der systematischen Literaturrecherche in Deutsch und Englisch

Population/Setting		Intervention		Outcome	
Deutsch:	Englisch:	Deutsch:	Englisch	Deutsch:	Englisch
Flüchtling, Geflüchtete*r (Mensch/Person), Vertriebene*r	Refugee, Forcely displaced person, Expellee	Prävention, Infektionsprävention, Hygiene	Prevention, Infection prevention, Hygiene	Infektionskrankheit, Übertragbare Krankheit,	Infectious disease, Communicable disease,
Flüchtlingslager, Flüchtlingscamp	Refugee camp, Refugees camp	WaSH (Wasserversorgung, Sanitärhygiene, Hygieneförderung)	WaSH (Water supply, Sanitation, Hygiene promotion)	Gastrointestinale Infektion Durchfallerkrankung	Gastrointestinal infection Diarrheal diseases
Rohingya-Flüchtlinge	Rohingya refugees	Lebensmittelhygiene	Food hygiene	Durchfall, Diarrhö, Diarrhoe	Diarrhoea Diarrhea
Kutupalong	Kutupalong	Schutzimpfung	Vaccination	Krankheitsausbruch	Disease outbreak
Cox's Bazar Bangladesch	Cox' Bazar Bangladesh	Vektorenkontrolle, Fliegenkontrolle, Fliegenbekämpfung	Vector control, fly control	*Vibrio cholerae, Salmonella Typhi,* Rotavirus, Norovirus	*Vibrio cholerae, Salmonella Typhi,* rotavirus, norovirus,
Myanmar	Myanmar				
Forcibly Displaced Myanmar National (FDMN)	Forcibly Displaced Myanmar Nationals (FDMN)				

Die Suchbegriffe einer Kategorie werden mit einer OR-Verknüpfung verbunden, die Verknüpfung unterschiedlicher Kategorien erfolgt anhand einer AND-Verknüpfung. Zusätzlich werden MeSH-Terms verwendet. Die folgenden Kombinationen der identifizierten Schlüsselwörter wurden im Zuge der systematischen Literaturrecherche verwendet: „rohingya AND Water and sanitation hygiene", „forcibly displaced myanmar nations AND water and sanitation", „rohingya AND hygiene promotion", „refugees bangladesh AND hygiene practices", „refugees AND food safety", „rohingya AND food safety", „rohingya AND food security OR nutrition security", „rohingya OR kutupalong AND nutrition", „rohingya AND nutrition AND diarrhea", „rohingya OR kutupalong AND food supply", „(rohingya) AND (microbio*)", „refugees AND vaccination AND cholera", „cox's bazar AND vaccination AND cholera", „refugee AND vaccination AND rotavirus", „bangladesh AND refugees AND vaccination", refugees AND bangladesh AND early warning system", „refugee AND bangladesh AND early warning", „refugee AND bangladesh AND surveillance system", „refugee AND bangladesh AND (early warning OR surveillance)", „refugees AND (food OR nutrition) AND safety".

Die ausführlichen Suchstrategien, inkl. Gesamttrefferanzahl und eingeschlossenen Datensätzen, sind auf der Basis des Formulars (Abbildung 3.1) zur Dokumentation der systematischen Literaturrecherche im Anhang 4 des elektronischen Zusatzmaterials hinterlegt.

Die verwendeten Daten werden in einem zeitlichen Intervall von Oktober 2023 bis Januar 2024 aufgerufen. Die Dokumentation der ermittelten und im Anschluss tatsächlich verwendeten Literatur erfolgt sowohl durch eine Dokumentationstabelle als auch grafisch durch die Verwendung eines Flussdiagramms. Die Struktur des Flussdiagramms orientiert sich dabei am PRISMA-Flussdiagramm für systematische Übersichtsarbeiten (vgl. Page et al.; 2020).

Verwendete Datenbank:				
Suchdurchgang und Datum	Verwendete Suchbegriffe	Treffer, insgesamt	Eingeschlossene Literatur (aufgrund von Titel und Abstract)	Zusätzliche Artikel durch Analyse der Kategorien „ähnliche Artikel", „zitiert von" und „Referenzen/ Verweise"

Abbildung 3.1 Dokumentationsformular der systematischen Literaturrecherchearbeit

Für die Sammlung und Verwaltung identifizierter Publikationen wird das kostenlos verfügbare Literaturverwaltungsprogramm „Zotero" verwendet. Folgende Informationen sollen im Zuge dieser Arbeit in Form einer Extraktionstabelle zusammenfassend dargestellt werden:

1. Autoren, Publikationsjahr
2. Region, Setting
3. Studiendesign, Evidenzgrad
4. Stichprobengröße (n)
5. Intervention, Präventionsmaßnahme
6. Outcome (z. B. Krankheitserreger, gastrointestinale Infektion)
7. Ergebnisse

Die Sichtung der Literatur erfolgt in drei Schritten:

1. Schritt: Sichtung der Studientitel und Abstracts
2. Schritt: Anschließende Sichtung des gesamten Textes, wenn die wissenschaftliche Arbeit aufgrund des Titels und Abstracts als relevant bewertet werden. (vgl. Taha et al.; 2023; S. 189)
3. Schritten: Bewertung der methodischen Qualität bzw. der Berichtsqualität der Studien und systematischen Übersichtsarbeiten anhand geeigneter Checklisten, d. h. anhand der AMSTAR 2 – Checkliste, der Jadad-Scale bzw. dem STROBE-Statement.

Da im Zuge dieser systematischen Übersichtsarbeit unterschiedliche Studiendesigns berücksichtigt werden sollen, d. h. eine methodische Heterogenität vorhanden ist, soll grundsätzlich auf eine Metaanalyse verzichtet werden (vgl. Deeks et al.; 2022).

3.3 Bewertung der Studien

Die Bewertung der methodischen Qualität bzw. der Berichtsqualität der eingeschlossenen Studien und systematischen Übersichtsarbeiten erfolgt auf der Grundlage anerkannter Checklisten. Nicht jede Checkliste kann für jedes Studiendesign verwendet werden. Aus diesem Grund werden drei unterschiedliche Checklisten für die Qualitätsbewertung bzw. die Bewertung der Berichtsqualität herangezogen:

AMSTAR 2- Checkliste (A MeaSurement Tool to Assess systematic Reviews): Dient mithilfe von 16 Items der Beurteilung der methodischen Qualität von systematischen Übersichtsarbeiten, die sowohl randomisierte (RCT) als auch nicht-randomisierte Studien (NRSI) einbeziehen (vgl. Shea et al.; 2017). Je nach Item stehen die Bewertungsoptionen „ja/ yes", „teilweise ja/ partial yes" und „nein/ no", „enthält nur RCTs/ includes only RCTs", „enthält nur NRSI/ includes only NRSI" oder „keine Meta-Analysen durchgeführt/ no meta-analysis conducted" zur Verfügung. Die Bewertungsoption „teilweise ja/ partial yes" kann bei den Items 2, 4, 7, 8 und 9 Anwendung finden. Die Bewertung der AMSTAR 2-Items ermöglicht eine Bewertung des Gesamtvertrauens in die Ergebnisse eines systematischen Reviews. Zu diesem Zweck existieren „kritische Items/ critical" Items, zu denen, entsprechend der Empfehlung von Shea et al., die Items 2, 4, 7, 9, 11, 13 und 15 gehören (lachsfarbene Hinterlegung). Die übrigen Items gelten als „nicht-kritische Items/ non-critical items". Basierend auf dieser Grundlage, kann das Gesamtvertrauen in die Ergebnisse eines Reviews als „hoch", „moderat", „niedrig" und „kritisch niedrig" eingestuft werden. Zusätzlich ist zu berücksichtigen, dass die Auswahl der kritischen Items lediglich eine Empfehlung ist und entsprechend der gewünschten Schwerpunktsetzung angepasst werden kann. Von der Verwendung eines Gesamt-Scores wird grundsätzlich abgeraten. (vgl. Cochrane Deutschland et al.; 2023; S. 26 ff.) Tabelle 3.3 stellt eine inhaltlich komprimierte und selbst erstellte Version der AMSTAR 2-Ckeckliste dar, eine weitere, ausführliche Version ist dem Anhang 1 des elektronischen Zusatzmaterials zu entnehmen.

Tabelle 3.3 AMSTAR 2 – Checkliste zur Bewertung der methodischen Qualität von systematischen Übersichtsarbeiten (basierend auf randomisierten kontrollierten Studien (RCT) und nicht randomisierten Interventionsstudien (NRSI)). (Eigene Darstellung in Anlehnung an Shea et al.; 2017)

AMSTAR 2-Checkliste: Übersicht der Items (16 Items) (Kurzversion)	
Item	Inhalt
1.	Forschungsfrage: Bestandteile des PICO-Schemas vorhanden
2.	Überprüfungsmethoden wurden vor der Überprüfung festgelegt, Prüfprotokoll vorhanden, Begründung aller wesentlichen Prüfprotokollabweichungen
3.	Begründung vorhanden bezüglich der Auswahl der Studiendesigns für die Aufnahme in den Review
4.	Verwendung einer umfassenden Suchstrategie
5.	Durchführen der Studienauswahl durch zwei unabhängige Personen
6.	Durchführen der Datenextraktion durch zwei unabhängige Personen
7.	Liste der ausgeschlossenen Studien sowie eine Begründung der Ausschlüsse vorhanden
8.	Eingeschlossene Studien werden hinreichend detailliert beschrieben
9.	Einsatz einer zufriedenstellenden Technik zur Bewertung des Verzerrungsrisikos (Risk of Bias = RoB) in den eingeschlossenen Einzelstudien (sowohl bei RCTs als auch NRSI)
10.	Bericht über die Finanzierungsquellen der eingeschlossenen Einzelstudien
11.	Durchführung einer Meta-Analyse: Verwendung geeigneter Methoden für die statistische Kombination der Ergebnisse (sowohl bei RCTs als auch NRSI)
12.	Wenn eine Meta-Analyse durchgeführt wurde: Bewertung der möglichen Auswirkungen von RoB der Einzelstudien auf die Ergebnisse der Meta-Analyse oder einer anderen Evidenzsynthese (sowohl bei RCTs als auch NRSI)
13.	Berücksichtigung des RoB der Einzelstudien bei der Interpretation und Diskussion der Ergebnisse (sowohl bei RCTs als auch NRSI)
14.	Zufriedenstellende Erklärung für die in den Ergebnissen der Übersichtsarbeit beobachtete Heterogenität
15.	Wenn eine quantitative Synthese durchgeführt wurde: Untersuchung und Diskussion des Publikationsbias (Verzerrung durch kleine Studien) und dessen wahrscheinlicher Einfluss auf die Ergebnisse der Übersichtsarbeit
16.	Angabe von Interessenskonflikten der Autoren, einschließlich Finanzierung

Lachsfarbene Hinterlegung: „kritische Items/ critical Items"

Das nachfolgende, tabellarisch dargestellte Bewertungsschema wird von Shea et al. (2017) hinsichtlich der AMSTAR 2-Checkliste empfohlen (Tabelle 3.4), die Bewertung der einzelnen systematischen Übersichtsarbeiten erfolgt durch die Verwendung eines automatisierten Onlinefragebogens über die Internetseite des AMSTAR-Teams (vgl. Shea et al.; 2017).

Tabelle 3.4 AMSTAR 2 – Checkliste, Bewertung des allgemeinen Vertrauens hinsichtlich der vorliegenden systematischen Übersichtsarbeit. (Eigene Darstellung in Anlehnung an Shea et al.; 2017; S. 6)

Bewertung	Erläuterung der Bewertung
Hoch	Keine oder eine unkritische Schwäche: Die systematische Übersicht ermöglicht eine genau und umfassende Übersicht über die vorliegenden, eingeschlossenen Einzelstudien.
Moderat	Mehr als eine unkritische Schwäche: Die systematische Übersicht weist mehr als eine unkritische Schwäche, aber keine kritischen Mängel auf (kritische Items). Sie liefert möglicherweise eine genaue Zusammenfassung der vorliegenden, eingeschlossenen Einzelstudien.
Niedrig	Ein kritischer Mangel mit oder ohne unkritische Schwächen: Die systematische Übersichtsarbeit weist einen kritischen Fehler auf und bietet möglicherweise keine umfassende Zusammenfassung der vorliegenden, eingeschlossenen Einzelstudien.
Kritisch niedrig	Mehr als ein kritischer Fehler mit oder ohne unkritische Schwächen: Die systematische Übersicht weist mehr als einen kritischen Fehler auf und sollte deshalb nicht als eine umfassende Zusammenfassung der vorliegenden, eingeschlossenen Einzelstudien betrachtet werden.

Jadad-Skala bzw. Jadad-Score: Dient der Bewertung der methodischen Qualität von kontrollierten Studien, insbesondere RCTs und fokussiert dabei die drei relevantesten methodischen Merkmale klinischer Studien, zu denen 1. Die Randomisierung, 2. Die Maskierung und 3. Die Berichtserstattung über alle Patient*innen, insbesondere den Abbrüchen, gehören. Für die Beantwortung von I 1a, I 1b, sowie I 2 a, I 2 b und I3 (eigene Bezeichnungen) mit „ja/ yes" wird jeweils ein Punkt vergeben. Für die Beantwortung von I 1 c und I 2 c (eigene Bezeichnungen) mit „ja/ yes" wird jeweils ein Punkt abgezogen. Insgesamt kann dadurch eine Gesamtpunktzahl zwischen 0 – 5 erzielt werden. (vgl. Jadad et al., 1996, S. 7 ff., Halpern, S. H., Douglas, J., 2005, S. 237 f.) Tabelle 3.5 stellt eine selbst erstellte Version der Jadad-Skala dar. Eine weitere, ausführliche Version ist dem Anhang 2 des elektronischen Zusatzmaterials zu entnehmen.

Tabelle 3.5 Jadad-Skala – Instrument zur Bewertung der Studienqualität von randomisierten, kontrollierten Studien. (Eigene Darstellung in Anlehnung an Halpern, S. H.; Douglas, J.; 2005; S. 237 f.)

Jadad-Scale, Übersicht über die Items (3 Items) (Kurzversion)		
Item	Maximale Punktzahl	Beschreibung
Randomisierung	2	(I 1a) 1 Punkt: Wenn die Randomisierung thematisiert wurde
		(I 1 b) 1 zusätzlicher Punkt: wenn eine angemessene Methode zur Randomisierung verwendet wurde
		(I 1 c) 1 Punkt Abzug: Wenn die verwendete Methode zur Randomisierung nicht geeignet ist (Minimum 0 Punkte)
Verblindung	2	(I 2 a) 1 Punkt: Wenn die Verblindung thematisiert wurde
		(I 2 b) 1 zusätzlicher Punkt: Wenn eine angemessene Methode zur Verblindung verwendet wurde
		(I 2 c) 1 Punkt Abzug: Wenn die verwendete Methode zur Verblindung nicht geeignet ist (Minimum 0 Punkte)
Bericht über alle Patienten	1	(I 3) 1 Punkt: Das Schicksal aller an der Studie teilnehmenden Patient*innen ist bekannt. Wenn Daten fehlen, wird der Grund dafür angegeben.

STROBE-Statement (STrengthening the Reporting of OBservational studies in Epidemiology; kombinierte Version): Die kombinierte Version des Statements wird für die Bewertung der Berichtsqualität von Beobachtungsstudien, insbesondere Querschnitt -und Längsschnittstudien, Kohortenstudien und Fall-Kontroll-Studien verwendet und basiert auf 22 Items (vgl. STROBE Initiative; 2004). Es gilt strenggenommen als Reporting-Guideline, d. h. es dient primär der Bewertung der Berichtsqualität. Relevante Qualitätsmerkmale können grundsätzlich durch die Beantwortung der einzelnen Items abgeleitet werden, eine Aussage über das Verzerrungsrisiko ist jedoch nicht möglich. Tabelle 3.6 stellt eine inhaltlich komprimierte und selbst erstellte Version des STROBE-Statements (kombiniert) dar. Eine weitere, ausführliche Version ist dem Anhang 3 des elektronischen Zusatzmaterials zu entnehmen.

In den Anhängen 1 a, 2 a und 3 a dieses Dokuments sind jeweils die selbst erstellten Kurz- und Langversionen der AMSTAR 2-Checkliste, der Jadad-Skala bzw. des Jadad-Scores und des STROBE-Statements hinterlegt. Aus Gründen der Verständlichkeit und zur Vereinfachung der Anwendbarkeit wurden die Originalversionen in die deutsche Sprache übersetzt und formal komprimiert. Die ausführlichen Anwendungen der Statements auf die eingeschlossenen Studienarbeiten sind in den Anhängen 1 b, 2 b und 3 b dieses Dokuments einsehbar.

Tabelle 3.6 STROBE (kombiniert) – Tabelle zur Bewertung der methodischen Qualität von Beobachtungsstudien (Quer- und Längsschnittstudien, Kohortenstudien, Fall-Kontrollstudien). (Eigene Darstellung in Anlehnung an STROBE Initiative; 2004)

Item	Thema	Inhalt
	STROBE-Statement: Übersicht der Items (22 Items) (Kurzversion)	
1.	Titel u. Abstract	1a: Angabe des Studiendesigns im Titel oder Abstract, 1b: Abstract umfasst eine Zusammenfassung der Studieninhalte
Einleitung		
2.	Hintergrund/	2: Erläuterung des wissenschaftlichen Hintergrunds und der Gründe für die Studiendurchführung
3.	Ziele	3: Angabe spezifischer Studienziele, inkl. (wenn vorhanden) Hypothesen
Methoden		
4.	Studiendesign	4: Darstellung der Schlüsselelemente des Studiendesigns
5.	Setting	5: Beschreibung des Settings, Orte, relevante Daten, inkl. Rekrutierungszeiträume, Exposition, Follow-up und Datensammlung
6.	Teilnehmer*innen	6a: (Kohortenstudie) Zulassungskriterien und Methoden für Teilnehmer*innen, (Fall-Kontrollstudie) Zulassungskriterien und Methoden für die Fallermittlung und Kontrollauswahl, (Querschnittstudie) Zulassungskriterien und Methoden für Teilnehmer*innen, 6b: (Kohortenstudie) Angabe der Matching-Kriterien, Anzahl der exponierten/ nicht-exponierten Personen
7.	Variablen	7: Definition aller Ergebnisse, Expositionen, potenzieller Störfaktoren u. Effektmodifikatoren
8.	Messung	8: Angabe der Datenquelle für jede relevante Variable sowie Detailangaben der Bewertungsmethoden
9.	Verzerrungen	9: Beschreibung aller Maßnahmen zur Vermeidung potenzieller Verzerrungen
10.	Studiengröße	10: Darstellung des Verfahrens zur Ermittlung der Studiengröße
11.	Quantität. Variablen	11: Erläuterung Behandlung quantitativer Variablen im Zuge der Analyse
12.	Statistische Methoden	12a: Beschreibung aller statistischen Methoden, 12b: Beschreibung aller Methoden für die Untersuchung der Subgruppen und der Wechselwirkungen, 12c: Umgang mit fehlenden Daten, 12e: Beschreibung aller Sensitivitätsanalysen
Ergebnisse		
13.	Teilnehmer*innen	13a: Angabe der Teilnehmer*innen in jeder Phase der Studie, 13b: Angabe von Gründen für die nicht Teilnahme, 13c: Flussdiagramm zur Darstellung der Teilnehmeraufnahmen und -ausschluss
14.	Deskriptive Daten	14a: Angabe von Merkmalen der Studienteilnehmer*innen, Informationen über Exposition und potenzielle Störfaktoren 14b: Teilnehmeranzahl, mit unvollständigen Daten, 14c: (Kohortenstudie) Zusammenfassung des Follow-up-Zeitraums
15.	Ergebnisdaten	15: (Kohortenstudie) Anzahl der Ergebnisse und Messgrößen, (Fall-Kontroll-Studie) Anzahl der Berichte in jeder Expositionskategorie oder Messgrößen der Expositionen, (Querschnittstudie) Anzahl der Berichte über Ergebnisse
16.	Relevante Ergebnisse	16a: (Kohortenstudie) Angabe von Störfaktoren und deren bereinigter Schätzungen und deren Genauigkeit (z. B. 95 % Konfidenzintervall), 16c: Ggf. Umrechnung des relativen in das absolute Risiko
17.	Andere Analysen	17: Berichte über zusätzlich durchgeführte Analysen, Subgruppen- und Wechselwirkungsanalysen, Sensitivitätsanalysen
Diskussion		
18.	Hauptergebnisse	18: Zusammenfassung der Hauptergebnisse mit Bezug auf die Studienziele
19.	Limitationen	19: Erläuterung der Einschränkungen der Studie, Nennung von Verzerrungen und Ungenauigkeiten, inkl. deren Ursachen
20.	Interpretation	20: Gesamtinterpretation der Ergebnisse, unter Berücksichtigung der Ziele, Einschränkungen usw.
21.	Übertragbarkeit	21: Diskussion der Übertragbarkeit (externe Validität) der Studienergebnisse
Weitere Informationen		
22.	Finanzierung	22: Angabe der Finanzierungsquellen, Rolle und Einfluss der Geldgeber auf die Studie

Ermittlung von Maßnahmen der Verhältnisprävention zur Reduktion gastrointestinaler Infektionen im Flüchtlingslager Kutupalong

4

4.1 Ergebnisse

4.1.1 Darstellung der Literaturrecherche in Form eines Flussdiagramms

Die systematische Literaturrecherche wird anhand eines Flussdiagramms, basierend auf dem Schema des PRISMA-Statements verdeutlicht. Im Anschluss erfolgt eine zusammenfassende Darstellung der ermittelten und eingeschlossenen wissenschaftlichen Arbeiten in tabellarischer Form. Anschließend erfolgt eine Darstellung der Ergebnisse, hinsichtlich verhältnispräventiver Maßnahmen zur Reduktion gastrointestinaler Infektionen in Flüchtlingslagern der Rohingya-Flüchtlinge in Bangladesch, insbesondere Kutupalong. Eine Übersichtstabelle zeigt die thematischen Schwerpunkte der einzelnen Studien auf und kann zur Identifikation von gegenwärtigen Forschungslücken verwendet werden (siehe Anhang 6 des elektronischen Zusatzmaterials). Abschließend erfolgen die Diskussion und Limitation der Forschungsergebnisse.

Ergänzende Information Die elektronische Version dieses Kapitels enthält Zusatzmaterial, auf das über folgenden Link zugegriffen werden kann https://doi.org/10.1007/978-3-658-47364-8_4.

A.-M. Rager, *Prävention gastrointestinaler Infektionen im Flüchtlingslager Kutupalong: Eine systematische Übersichtsarbeit*, https://doi.org/10.1007/978-3-658-47364-8_4

Im Zuge der systematischen Literaturrecherche wurden aus insgesamt 3251 Datensätzen und der anschließenden Sichtung von 43 Volltexten schlussendlich 19 Studienarbeiten entsprechend der vorab festgelegten Auswahlkriterien eingeschlossen. Eine tabellarische Übersicht über die ausgeschlossenen Studienarbeiten kann dem Anhang 7 des elektronischen Zusatzmaterials entnommen werden. Das nachfolgende PRISMA-Flussdiagramm (Abbildung 4.1) dient der grafischen Dokumentation des Auswahlprozesses (vgl. Page et al.; 2020).[1]

4.1.2 Tabellarische Übersicht der Forschungsergebnisse

Es entsprachen 19 Studienarbeiten den Einschlusskriterien, davon sind acht systematische Übersichtsarbeiten, eine randomisierte kontrollierte Studie, eine kontrollierte nicht-randomisierte Studie, acht Querschnittstudien sowie eine Fall-Kontrollstudie. Die nachfolgende Übersichtstabelle (Tabelle 4.1) bietet einen Überblick über relevante Merkmale der eingeschlossenen Studien. Die ausführliche Version dieser Übersichtstabelle ist in Anhang 5 des elektronischen Zusatzmaterials hinterlegt.

---

[1] **Elektronisches Zusatzmaterial** Die elektronische Variante dieses Kapitels enthält Zusatzmaterial, das berechtigten Benutzern zur Verfügung steht.

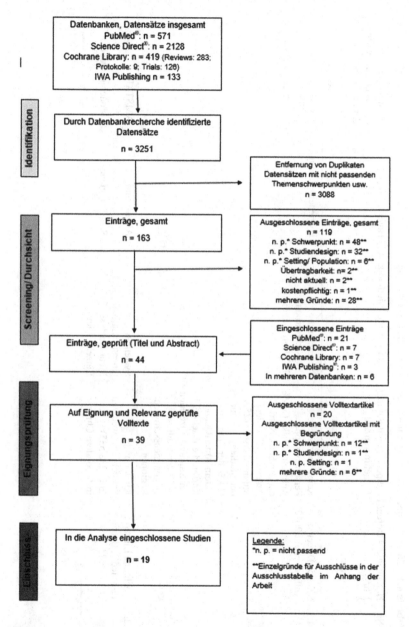

Abbildung 4.1 PRISMA-Flussdiagramm zur grafischen Darstellung des Auswahlprozesses der eingeschlossenen Studienarbeiten. (In Anlehnung an Page et al.; 2020)

Tabelle 4.1 Übersichtstabelle der eingeschlossenen Einzelstudien, Kurzversion

Nr.	Datenbank/ Autoren/ Jahr	Zielpopulation/ Setting/ Teilnehmeranzahl (n)	Studiendesign/ Methodik	Hauptthemen	Verwendete Checkliste/ Bewertung der methodischen Qualität bzw. Berichtsqualität*
1.	Science Direct®; Anthonj et al.; 2022	Keine spezifische Personengruppe; weltweit (Afrika (33 % der Studien), Nord Amerika (27 % der Studien), Asien (25 % der Studien), Europa (11 % der Studien), Latein Amerika und Karibische Inseln (7 % der Studien), Ozeanien (4 % der Studien), einkommensschwache Regionen	Systematische Übersichtsarbeit (187 Einzelstudien)	Hygieneförderung	AMSTAR 2-Checkliste „Niedrige Qualität"
2.	Cochrane Library; PubMed®. Bauza et al.; 2023	Kinder und Erwachsene; weltweit (n = 238.535); insbesondere China	Systematische Übersichtsarbeit; (inkl. Meta-Analyse, 51 Einzelstudien)	Abfall- und Abwasserinfrastruktur, Sanitärhygiene	AMSTAR 2-Checkliste „Moderate Qualität"

(Fortsetzung)

Tabelle 4.1 (Fortsetzung)

Nr.	Datenbank/ Autoren/ Jahr	Zielpopulation/ Setting/ Teilnehmeranzahl (n)	Studiendesign/ Methodik	Hauptthemen	Verwendete Checkliste/ Bewertung der methodischen Qualität bzw. Berichtsqualität*
3.	PubMed®; Cahderón-Villarreal; Schweitzer; Kayser; 2022	21 Flüchtlingslager in Bangladesch, Kenia, Uganda, Südsudan, Simbabwe, Schwerpunkt: Mädchen; Frauen; Menschen mit Beeinträchtigung (n = 5632 Haushalte)	Querschnittstudie; (Umfrage auf der Basis eines halb-standardisierten Fragebogens; standardisierten Surveys)	Abfall- und Abwasserinfrastruktur, Sanitärhygiene,	STROBE*-Statement; Ergebnis: Erfüllt/ Teilweise erfüllt: 17 / 2 von 22 Items
4.	Science Direct®; Chowdhury et al.; 2020	Erwachsene und Kinder in Bangladesch; unter 5 Jahren; endemische Cholera-Gebiete	Offene, nicht-randomisierte kontrollierte Studie	Schutzimpfungen (orale Choleraimpfstoffe, OCV)	Jadad-Skala; Ergebnis: 3 von 5 Punkten
5.	Cochrane Library; PubMed®, Clasen et al.; 2015	Weltweit, Personen aus einkommensschwachen Gebieten (n = 84.000)	Systematische Übersichtsarbeit (64 Einzelstudien)	Trinkwasserhygiene	AMSTAR 2-Checkliste „Niedrige Qualität"
6.	Cochrane Library, PubMed ®; Clasen et al.; 2019	Kinder und Erwachsene aus ländlichen, städtischen und schulischen Settings (n = 33.400)	Systematische Übersichtsarbeit (13 Einzelstudien)	Abwasser- und Abfallinfrastruktur, Sanitärhygiene	AMSTAR 2-Checkliste „Moderate Qualität"

(Fortsetzung)

Tabelle 4.1 (Fortsetzung)

Nr.	Datenbank/ Autoren/ Jahr	Zielpopulation/ Setting/ Teilnehmeranzahl (n)	Studiendesign/ Methodik	Hauptthemen	Verwendete Checkliste/ Bewertung der methodischen Qualität bzw. Berichtsqualität*
7.	Cochrane Library; Das et al.; 2018	Kinder unter fünf Jahren; Pakistan (n = 491)	Systematische Übersichtsarbeit (1 Einzelstudie)	Vektorenkontrolle	AMSTAR 2-Checkliste „Moderate Qualität"
8.	PubMed ®; Faruque et al.; 2022	Rohingya-Flüchtlinge; Cox's Bazar und Mitglieder der Ursprungsbevölkerung, in Bangladesch; aufgrund von Durchfallerkrankungen hospitalisierte Personen (n = 4550)	Querschnittstudie, Studienzeitraum von 3 Jahren (Analyse von Surveillancedaten, Befragung von, aufgrund von Durchfall, medizinisch behandelten Personen)	Lebens- und Wohnverhältnisse, Hygienepolitik	STROBE*-Statement; Ergebnis: Erfüllt/ Teilweise erfüllt: 17 / 2 von 22 Items
9.	PubMed®; Science Direct®; Garsow et al.; 2021	Flüchtlingslager; Flüchtlingslager; Kenia, Äthiopien, Malawi, Kamerun, Ruanda, Chad, Kroatien (n = keine Angabe)	Übersichtsarbeit (11 Einzelstudien)	Lebensmittelhygiene, Hygieneförderung	AMSTAR 2-Checkliste „Niedrige Qualität"

(Fortsetzung)

Tabelle 4.1 (Fortsetzung)

Nr.	Datenbank/ Autoren/ Jahr	Zielpopulation/ Setting/ Teilnehmeranzahl (n)	Studiendesign/ Methodik	Hauptthemen	Verwendete Checkliste/ Bewertung der methodischen Qualität bzw. Berichtsqualität*
10.	PubMed®; Jalloh et al.; 2019	Rohingya-Flüchtlinge; Flüchtlingslager, Cox's Bazar; Bangladesch (n = 105 Rohingya-Flüchtlinge)	Querschnittstudie (Qualitative Methodik: basierend auf Fokusgruppen und Interviews)	Schutzimpfungen (Impfkampagnen, Impfakzeptanz)	STROBE*-Statement; Ergebnis: Erfüllt/ Teilweise erfüllt: 12 / 1 von 22 Items
11.	PubMed®; Krishnan et al.; 2022	Humanitäre Organisationen in Cox's Bazar; Bangladesch (n = 25 Mitarbeiter*innen humanitärer Dienstleister)	Querschnittstudie (Qualitative, deskriptive Methodik, durch die Befragung humanitärer Organisationen)	Lebens- und Wohnverhältnisse, Hygienepolitik	STROBE*-Statement; Ergebnis: Erfüllt/ Teilweise erfüllt: 14 / 0 von 22 Items
12.	IWA Publishing®; Lakshmi Reddi et al.; 2016	Ländliches und städtisches Umfeld, Slums und einkommensschwache Regionen; Indien (n = 150)	Querschnittstudie; (Mikrobiologische Untersuchungen des Trinkwassers und der Hände)	Trinkwasser- und Lebensmittelhygiene	STROBE*-Statement; Ergebnis: Erfüllt/ Teilweise erfüllt: 12 / 5 von 22 Items
13.	Cochrane Library; Milligan et al.; 2018	Typhus-endemische Länder (Asien, Afrika; Lateinamerika; Karibik)	Systematische Übersichtsarbeit (18 Einzelstudien)	Schutzimpfungen (Typhusimpfstoffe)	AMSTAR 2-Checkliste „Moderate Qualität"

(Fortsetzung)

Tabelle 4.1 (Fortsetzung)

Nr.	Datenbank/ Autoren/ Jahr	Zielpopulation/ Setting/ Teilnehmeranzahl (n)	Studiendesign/ Methodik	Hauptthemen	Verwendete Checkliste/ Bewertung der methodischen Qualität bzw. Berichtsqualität*
14.	PubMed®; Nyamusore et al.; 2018	Mahama Flüchtlingslager, Ruanda ($n_{Fälle} = 260$; $n_{Kontrollen} = 770$)	Retrospektive gematchte Fall-Kontroll-Studie (Befragungen, mikrobiologische Umweltuntersuchungen, Analyse von Hygienepraktiken)	Lebensmittelhygiene	STROBE*-Statement; Ergebnis: Erfüllt/ Teilweise erfüllt: 19 / 2 von 22 Items
15.	PubMed®; Qadri et al.; 2018	Dhaka, Slum-Bevölkerung, Bangladesch, $n_{Gesamt} = 204.700$ ($n_{Impfung} = 102.552$; $n_{Kontrolle} = 102.148$), bisher noch keine OCVs erhalten haben	Placebo-kontrollierte, randomisierte, doppelt verblindete Studie (zwei Jahre Follow-up-Zeitraum)	Schutzimpfungen (orale Choleraimpfstoffe, OCV, Einzeldosis)	Jadad-Skala: Ergebnis: 5 von 5 Punkten
16.	PubMed®; Sharma Waddington et al.; 2023	Weltweit, Fokus liegt auf Kindern in Mittel- und Niedrig-Lohnländern, von endemischen Krankheiten betroffene Länder ($n1 = 168.500$ Teilnehmer*innen; $n_2 = 2.600$ Todesfälle)	Systematische Übersichtsarbeit; inkl. Meta-Analyse (24 randomisierte und 11 nicht-randomisierte Studien $n_{Gesamt} = 35$)	Trinkwasserhygiene, Sanitärhygiene	AMSTAR 2-Checkliste „Niedrige Qualität"

(Fortsetzung)

Tabelle 4.1 (Fortsetzung)

Nr.	Datenbank/ Autoren/ Jahr	Zielpopulation/ Setting/ Teilnehmeranzahl (n)	Studiendesign/ Methodik	Hauptthemen	Verwendete Checkliste/ Bewertung der methodischen Qualität bzw. Berichtsqualität*
17.	PubMed®; Science Direct®; Sikder et al.; 2020	Rohingya-Flüchtlinge, aus fünf Subcamps in Cox's Bazar, Bangladesch, u. a. Kutupalong (n = 487)	Querschnittstudie (Fokusgruppendiskussionen; Befragungen; mikrobiologische und chemische Messungen)	Trinkwasserhygiene	STROBE*-Statement; Ergebnis: Erfüllt/ Teilweise erfüllt: 16 / 2 von 22 Items
18.	IWA Publishing®; Uddin et al.; 2022	Rohingya-Flüchtlinge, Flüchtlingslager Chittagong; (n = 227, aus zwei Subcamps von Kutupalong)	Querschnittstudie (qualitative und quantitative Methoden, z. B. Fragebögen, Gruppendiskussionen, Interviews)	Abfall- und Abwasserinfrastruktur	STROBE*-Statement; Ergebnis: Erfüllt/ Teilweise erfüllt: 14 / 3 von 22 Items
19.	PubMed®; White et al.; 2022	Flüchtlingslager in Bangladesch*, Äthiopien und der demokr. Republik Kongo; *Rohingya-Flüchtlinge; 3 Subcamps in Cox's Bazar	Querschnittstudie (Interviews; Fokusgruppendiskussionen; Beobachtungen)	Hygieneförderung	STROBE*-Statement; Ergebnis: Erfüllt/ Teilweise erfüllt: 15 / 2 von 22 Items

4.2 Darstellung der ermittelten Maßnahmen der Verhältnisprävention

4.2.1 Befunde im Hinblick auf die Gestaltung von Lebens- und Wohnverhältnissen und Hygienepolitik

Die Rohingya-Flüchtlingslager in Cox´s Bazar, Bangladesch, befinden sich geografisch in Gebieten, die häufig von Erdrutschen, tropischen Wirbelstürmen, Sturzfluten und in Folge dessen von Ausbrüchen infektiöser Erkrankungen betroffen sind. Aus diesem Grund stellt eine sichere und widerstandsfähige Gestaltung von Flüchtlingslagern, insbesondere deren hygienerelevanten Infrastrukturen, ein fundamentaler Bestandteil des Infektionsschutzes und der Prävention gastrointestinaler Infektionen dar.

Im Zuge der Querschnittstudie von Faruque et al. aus dem Jahr 2022, deren Hauptergebnisse in Abschnitt 3.2.5 „Befunde im Hinblick auf Hygieneförderung" vorgestellt werden, zeigte sich, dass der sofortige Bedarf an Unterkünften zu einer Schaffung spontaner und provisorischer Siedlungen auf offenen, unbebauten, niedrig gelegenen und nicht landwirtschaftlich genutzten Gebieten sowie steilen Hängen führte. Der Bau dieser Siedlungen und die gleichzeitige Nutzung der natürlich verfügbaren Ressourcen trugen wesentlich zu einer Zerstörung der Umwelt und dem Verlust schnell wachsender Waldgebiete bei, Faktoren die einen protektiven Einfluss auf Beständigkeit der Unterkünfte gegenüber saisonbedingten Naturkatastrophen, hatten. Die prekäre Lebens- und Wohnsituation der Rohingya-Flüchtlinge wird dadurch, auch hinsichtlich der Entstehung und Übertragung von Infektionskrankheiten, verstärkt. (vgl. Faruque et al.; 2022; S. 1) Es sind langfristige und partizipative Interventionen notwendig, die die Lebens- und Wohnverhältnisse in den Flüchtlingslagern in Cox's Bazar durch verbesserte Straßen, elektrische Straßenbeleuchtung während den Nachtstunden, Wasser- und Abwasserinfrastrukturen, Durchlässen und Brücken sowie der Aufforstung von Wäldern, nachhaltig und sicher gestalten (vgl. Faruque et al.; 2022; S. 10).

Die Bereitstellung von Gesundheitsdiensten in Gebieten, in denen vertriebene und geflüchtete Personen untergebracht sind, gilt als humanitäres Gebot, das die nationale und internationale Sicherheit fördert. Vertriebene und geflüchtete Personen sind vor, während und nach dem Verlassen ihres Ursprungslandes mit unterschiedlichen Herausforderungen konfrontiert, die auch gesundheitliche Auswirkungen haben können. Aufgrund der enormen Zuwanderung steht das staatliche Gesundheitssystem in Bangladesch, insbesondere das Ministerium für Gesundheit und Familienfürsorge, vor Herausforderungen, hinsichtlich Zugänglichkeit, Erschwinglichkeit und Verfügbarkeit von personellen und materiellen

Ressourcen. Zu den essentiellsten Maßnahmen gehören dabei Maßnahmen zum Schutz vor Gewalt, die Bereitstellung angemessener Nahrung und sicherem Trinkwasser, Sanitäranlagen, sowie Interventionen des Infektionsschutzes, die Versorgung von Müttern und Kindern und ein funktionsfähiges Fall-Management bei infektiösen, endemischen Erkrankungen. Humanitäre Hilfsorganisationen unterstützen dabei die Arbeit des staatlichen Gesundheitssystems. (vgl. Krishnan et al.; 2022; S. 1 f.) Die qualitative, deskriptive Studie von Krishnan et al. aus dem Jahr 2022 untersucht dazu die Zusammenarbeit staatlicher und humanitärer Gesundheitsdienste in den Rohingya-Flüchtlingslagern in Cox's Bazar, sowie relevante Hürden, die den Zugang zu Gesundheitsdienstleistungen für Flüchtlinge in Bangladesch erschweren (vgl. Krishnan et al.; 2022; S. 2). Auf der Basis halb-strukturierter Interviews wurden 25 Mitarbeitende humanitärerer Hilfsorganisationen, die in den Rohingya-Flüchtlingslagern in Cox's Bazar tätig sind, befragt (vgl. Krishnan et al.; 2022; S. 3). Die Ergebnisse der Befragungen zeigten, dass weiterhin eine Notwendigkeit für eine verstärkte integrative und kooperative Zusammenarbeit auf allen Ebenen und zwischen allen relevanten Akteuren, insbesondere den Regierungs- und Nichtregierungsorganisationen und der Zivilgesellschaft, besteht. Neben der Berücksichtigung der Bedürfnisse der Rohingya-Flüchtlinge, sollten auch die der Ursprungsbevölkerung verstärkt Beachtung finden, um Missgunst und Unverständnis zu verhindern. (vgl. Krishnan et al.; 2022; S. 2 f.) Im Zuge der Studie von Krishnan et al. (2022) konnten die folgenden Zugangsbarrieren für Rohingya-Flüchtlinge hinsichtlich Gesundheitsdienstleistungen identifiziert werden:

– Ein physisches Risiko, das mit den Lagerstandorten verbunden ist, die häufig von Bränden, Überschwemmungen, schweren Regenfällen, Erdrutschen und Unfällen, aufgrund der prekären Lage der hügeligen und dicht besiedelten Gebiete betroffen sind. Für Menschen mit körperlichen Beeinträchtigungen, die in besonderer Weise von Gesundheitsdienstleistungen profitieren würden, sind diese aufgrund von nicht-barrierefreien Einrichtungen, häufig nicht erreichbar.

– Sprachliche Barrieren stellen ebenfalls eine relevante Zugangsbarriere dar. Durch die Rekrutierung von Übersetzer*innen kann diese Hürde überwunden werden.

– Geschlechtsspezifische, traditionelle Normen, die Mädchen und Frauen daran hindern ihre gesundheitsrelevanten Bedürfnisse zu kommunizieren. (vgl. Krishnan et al.; 2022; S. 4 f.)

Darüber hinaus wurden die folgenden Faktoren genannt, die eine sektoren-übergreifende Zusammenarbeit von Gesundheitsdiensten sowie einer verstärkten Partizipation der Rohingya-Bevölkerung optimieren würden:

- Die Zusammenarbeit durch eine verstärkte Kommunikation der Akteure fördern.
- Verstärkter Einbezug von traditionellen Führungspersönlichkeiten, z. B. Imamen und Muezzins im Hinblick auf die Kommunikation von gesundheits- und hygienefördernden Maßnahmen. Hierbei besteht jedoch die Gefahr, dass dadurch die Bedürfnisse besonders vulnerabler Personengruppen nicht ausreichend wahrgenommen oder kritische Stimmen unterbunden werden. Eine verstärkte Ungleichverteilung von Ressourcen kann dadurch ebenfalls begünstigt werden.
- Die Organisation von Ausschüssen zur Förderung der Partizipation der Rohingya-Flüchtlinge, insbesondere Frauen und Mädchen, junge und ältere Menschen, sowie Menschen mit Beeinträchtigungen. (vgl. Krishnan et al.; 2022; S. 5)
- In Bezug auf die Zusammenarbeit zwischen staatlichen und nichtstaatlichen Gesundheitsdiensten wurde die gemeinsame Umsetzung von Impfkampagnen, z. B. in Bezug auf orale Choleraimpfstoffe, als bisher wirkungsvollstes Projekt wahrgenommen. Deshalb kann die Analyse dieser Abläufe und ggf. eine anschließende Orientierung anderer Projekte zielführend sein. (vgl. Krishnan et al.; 2022; S. 6)

Die Berichtsqualität der qualitativen, deskriptiven Studien von Krishnan et al. (2022) wurde auf der Basis des STROBE-Statements bewertet. Insgesamt wurden 14 der 22 Items mit „erfüllt" bewertet. Item 7, Item 9, Item 10, Item 13, Item 17 sowie Item 19 wurden als „nicht erfüllt" bewertet. Die Items 11 und 12 konnten aufgrund der Wahl einer ausschließlich qualitativen, deskriptiven Methodik ebenfalls nicht erfüllt werden.

4.2.2 Befunde im Hinblick auf die Trinkwasser- und Lebensmittelhygiene

4.2.2.1 Trinkwasserhygiene

Die Trinkwasserhygiene ist durch die Bereitstellung einer sicheren und hygienischen Wasserinfrastruktur elementarer Bestandteil der Verhältnisprävention gastrointestinaler Infektionen in Flüchtlingslagern weltweit, insbesondere jedoch auch in den Rohingya-Flüchtlingslagern in Bangladesch. In der systematischen Übersichtsarbeit von Sharma Waddington et al. aus dem Jahr 2023 wurde deshalb durch die Analyse von 35 Einzelstudien, davon 24 randomisierte und elf nicht-randomisierte Studien, die Auswirkungen von Maßnahmen der Trink- und Abwasserversorgung und der Hygieneförderung in Hinblick auf die Gesamtsterblichkeit und die Durchfall-bedingte Sterblichkeit bei Kindern, insbesondere unter fünf Jahren, in Ländern mit niedrigem und mittlerem Einkommen untersucht. (vgl. Sharma Waddington et al.; 2023; S. 1 f.) Die primär betrachteten Outcomeparameter waren die Gesamtmortalität sowie die Sterblichkeit aufgrund von Durchfallerkrankungen (vgl. Sharma Waddington et al.; 2023; S. 6). Dabei wurden insgesamt 48 unterschiedliche Maßnahmen aus den Bereichen Trinkwasser- und Abwasserhygiene und der Hygieneförderung als Einzelinterventionen oder kombinierte Interventionen ermittelt und anschließend analysiert. Insgesamt wurden im Zuge dieser systematischen Übersichtsarbeit durch den Einbezug der 35 Einzelstudien 68.500 Teilnehmer*innen von WaSH-Interventionen, sowie 2.600 Todesfälle eingeschlossen. (vgl. Sharma Waddington et al.; 2023; S. 8) Die Ergebnisse zeigen, dass Maßnahmen der Trinkwasser- und Abwasserhygiene sowie der Hygieneförderung zu einer signifikanten Verringerung der Sterblichkeitsrate bei Kindern um 17 % (OR = 0,83; 95 % CI = 0,74; Evidenz aus 38 Interventionen) und einer signifikanten Verringerung von Durchfallerkrankungen um 45 % (OR = 0,55; 95 % CI = 0,35; Evidenz aus 10 Interventionen) führen (vgl. Sharma Waddington et al.; 2023; S. 11 ff.). Zusätzlich wurde im Zuge der Untersuchung auch festgestellt, dass Maßnahmen zur Verbesserung der Trinkwasserqualität, insbesondere ein verbesserter und konstanter Zugang zu Wasser in größeren verfügbaren Mengen, die größten Effekte hinsichtlich der Gesamtmortalität aufweisen und eine Reduktion der Gesamtmortalität um 34 % (OR = 0,79; 95 % CI = 0,50; Evidenz aus 7 Studien) bei Kindern unter fünf Jahren durch die Steigerung der verfügbaren Wassermenge erreicht werden kann (vgl. Sharma Waddington et al.; 2023; S. 12). Durch die Implementierung hygienefördernder Maßnahmen in Settings, in denen bereits eine konstante und sichere Trinkwasserversorgung und gemeinschaftsweite Sanitäranlagen gewährleistet werden konnten, konnte eine Reduktion der Gesamtsterblichkeit um 29 % (OR =

0,71; 95 % CI = 0,56; Evidenz aus 11 Studien) bei Kindern unter fünf Jahren nachgewiesen werden (vgl. Sharma Waddington et al.; 2023; S. 13). Zusätzlich wurde festgestellt, dass Interventionen zur Verringerung wasser-assoziierter Infektionen zu einer verringerten, wasserbedingten Sterblichkeit führen, insbesondere im Kontext endemischer Krankheitsbedingungen, wie beispielsweise in den Rohingya-Flüchtlingslagern in Bangladesch (vgl. Sharma Waddington et al.; 2023; S. 19). Eine angemessene Wasserversorgung ermöglicht verbesserte Hygienepraktiken im häuslichen Umfeld, hinsichtlich dem Waschen der Hände, der Zubereitung von Lebensmittel und der Reinigung von Oberflächen (vgl. Sharma Waddington et al.; 2023; S. 20). Im Zuge der eingeschlossenen Einzelstudien konnte auch die Relevanz der Entfernung des Wasserentnahmeortes im Hinblick auf die praktische Umsetzung ermittelt und festgestellt werden: eine weit entfernte, ggf. schwer erreichbare Wasserentnahmestelle kann die Umsetzung hygienefördernder Praktiken beeinträchtigen (vgl. Sharma Waddington et al.; 2023; S. 24). Die systematische Übersichtsarbeit von Sharma Waddington et al. verdeutlicht ergänzend, dass hygienefördernde Maßnahmen nur dann wirksam sind, wenn Wasser in ausreichenden Mengen verfügbar ist und für Hygienepraktiken verwendet werden kann. Die Studienqualität der systematischen Übersichtsarbeit von Sharma Waddington et al. (2023) wurde auf der Basis der AMSTAR 2-Checkliste mit „niedrige Qualität" bewertet. Das als kritisch bewertete Item 7, Vorhandensein einer Liste der ausgeschlossenen Studien inkl. Begründung des Ausschlusses, wurde nicht erfüllt.

Clasen et al. veröffentlichten im Jahr 2015 eine systematische Übersichtsarbeit, die sich mit der Analyse von Interventionen zur Verbesserung der Wasserqualität zur Prävention von Durchfallerkrankungen befasst. Die Publikation besteht aus 55 Einzelstudien, davon 45 randomisierten kontrollierten Studien (RCT), zwei quasi-randomisierten kontrollierten Studien und acht kontrollierten Vorher-Nachher-Studien (CBA), durch die über 84.000 Teilnehmer*innen in die Untersuchung eingeschlossen werden konnten (vgl. Clasen et al.; 2015; S. 9). Die Autor*innen betonen, dass eine verbesserte Wasserinfrastruktur, einhergehend mit einer steigenden verfügbaren Wassermenge und vereinfachten Zugangsbedingungen, neben erheblichen hygienischen und gesundheitlichen Auswirkungen, ebenfalls einen positiven Einfluss auf die sozialen und wirtschaftlichen Lebensverhältnisse bietet (vgl. Clasen et al.; 2015; S. 6). Interventionen zur Verbesserung der mikrobiologischen Wasserqualität können entsprechend Clasen et al. in vier Kategorien untergliedert werden: Kategorie 1: Die physikalische Entfernung von Mikroorganismen durch Filtrations-, Adsorptions- oder Sedimentationsverfahren, Kategorie 2: Die Abtötung bzw. Inaktivierung von Mikroorganismen durch die Einwirkung erhöhter Temperaturen, beispielsweise durch das Abkochen von Wasser oder die Pasteurisation, Kategorie 3: Die Abtötung bzw. Inaktivierung von Mikroorganismen mithilfe von Strahlung, z. B. durch künstliche oder solare UV-Strahlung, Kategorie 4: Die Abtötung bzw. Inaktivierung von Mikroorganismen mithilfe von chemischen Substanzen, z. B. in Form von Chlorverbindungen. (vgl. Clasen et al.; 2015; S. 6) Die Interventionen bieten, neben der Möglichkeit kontaminiertes Wasser aufzubereiten, teilweise auch die Möglichkeit, eine Rekontamination von bereits aufbereitetem Wasser zu verhindern. Die Aufbereitungsverfahren können dabei auf zwei verschiedenen Ebenen der Trinkwasserinfrastruktur implementiert werden: 1. Ebene: An der Trinkwasserquelle, zur Verbesserung der Wasserqualität an gemeinschaftlich genutzten Brunnen oder Zapfstellen für eine langfristige Reduktion von Durchfallerkrankungen oder der 2. Ebene: Am Ort der Nutzung (Point-of-use, POU) durch die Verteilung manuell einsetzbarer Wasseraufbereitungs- bzw. Desinfektionssysteme. Im Zuge der Analyse von Clasen et al. wurde festgestellt, dass für die Wirksamkeit von quellbasierten Wasseraufbereitungsverfahren, in Bezug auf die Prävention von Durchfallerkrankungen, bisher keine ausreichenden Belege existieren (vgl. Clasen et al.; 2015; S. 17). Insgesamt thematisieren acht der 64 identifizierten und eingeschlossenen Einzelstudien die quellbasierten Systeme, 47 Einzelstudien untersuchen dagegen Maßnahmen zur Verbesserung der Wasserqualität am Verwendungsort (POU). Filtrationsverfahren werden in 20 Einzelstudien, die Chlorierung in 17 Einzelstudien und Kombinationen aus Flockungs- und Desinfektionsverfahren in 5 Einzelstudien untersucht. (vgl. Clasen et al.; 2915; S. 10) Im Zuge der gepoolten Gesamtanalyse wurde festgestellt, dass das Risiko für Durchfallerkrankungen durch alle aufgeführten Wasseraufbereitungsmaßnahmen reduziert werden kann, die Größe des Effekts zwischen den Verfahren jedoch variiert (vgl. Clasen et al.; 2015; S. 12). Durch die Implementierung und konsequente Aufrechterhaltung von Maßnahmen zur Verbesserung der Wasserqualität am Verwendungsort, können Trinkwasser-assoziierte Durchfallerkrankungen um ein Viertel reduziert werden (manuelle Chlorierung: $RR = 0{,}77$; 95 % $CI = 0{,}65$–$0{,}91$, Evidenz aus 14 Studien; Flockung/ Desinfektion: $RR = 0{,}69$; 95 % $CI = 0{,}58$–$0{,}82$; Evidenz 4 Studien). Die Implementierung von Filtrationsverfahren am Verwendungsort können das Risiko für Trinkwasser-bedingte Durchfallerkrankungen um die Hälfte reduzieren ($RR = 0{,}48$; 95 % $CI = 0{,}38$–$0{,}59$; Evidenz aus 18 Studien). (vgl. Clasen et al.; S. 13 ff.) Das zur Verfügung stellen von transparenten Flaschen und der Anweisung diese mit Wasser befüllt für sechs Stunden in der Sonne zu platzieren, kann bei konsequenter Umsetzung, durch die Nutzung der solaren Desinfektion, zu einer Reduktion der Trinkwasser-assoziierten Durchfallerkrankungen um ein Drittel führen ($RR = 0{,}62$; 95 % $CI = 0{,}42$–$0{,}94$; Evidenz aus 4 Studien) (vgl. Clasen et al.; 2015; S. 17). Die Effektivität der

Maßnahmen wurde dabei durch die Anzahl der Menschen, die die Intervention konsequent umsetzten und die Verfügbarkeit sicherer Wasserlagerungsbehältnisse gesteigert (vgl. Clasen et al.; 2015; S. 10 ff.). Die Studienqualität der systematischen Übersichtsarbeit von Clasen et al. (2015) wurde auf der Basis der AMSTAR 2-Checkliste mit „niedrige Qualität" bewertet. Das als kritisch bewertete Item 7, Vorhandensein einer Liste der ausgeschlossenen Studien inkl. Begründung des Ausschlusses, wurde nicht erfüllt.

Die Aufbereitung von Wasser durch den Einsatz von Chlorierungsverfahren wird in humanitären Kontexten, aufgrund der Verfügbarkeit, einfachen Anwendung, der Kosteneffizienz, dem Wirkungsspektrum gegenüber bakteriellen und viralen Erregern und dem Vorhandensein eines ungebundenen Rest-Chlorgehalts, der während der Zwischenlagerung des Wassers eine Rekontamination verhindert, großflächig eingesetzt (vgl. Sikder et al.; 2020; S. 4). Die Querschnittstudie von Sikder et al. aus dem Jahr 2020 stellt drei, im Zuge der humanitären Hilfe in den Rohingya-Flüchtlingslagern in Cox's Bazar, etablierte Wasserdesinfektionsverfahren auf der Basis von Chlorverbindungen gegenüber. In fünf Sublagern in Cox's Bazar, u. a. in Kutupalong, werden auf der Basis von 487 Haushaltsbefragungen, acht Fokusgruppendiskussionen und 515 Wasserproben die Eimerchlorierung, Inline-Chlorierung sowie die Leitungswasserchlorierung analysiert. (vgl. Sikder et al.; 20202; S. 12) Die Eimerchlorierung wird in den Flüchtlingslagern in Cox's Bazar mithilfe von geschulten Chlorierungsbeauftragten durch die Zugabe von Chlor in das bereits an der Wasserquelle entnommene Wasser umgesetzt. Die Inline-Chlorierung basiert auf einem passiven Chlorierungsgerät, das durch die Zugabe von granulierten oder flüssigen Chlorverbindungen eine Desinfektion des Wassers gewährleistet. Im Zuge der Leitungswasserchlorierung wird mithilfe einer solar betriebenen Pumpe, entsprechend einer definierten Dosierung, systematisch und zentral eine Chlorierung des Wassers sichergestellt. (vgl. Sikder et al.; 20202; S. 5) Die Ergebnisse der Untersuchung zeigen, dass die Aufbereitungsverfahren in unterschiedlichen Phasen in humanitären Kontexten implementiert werden und unterschiedliche personelle, materielle und infrastrukturelle Ressourcen benötigen. Tabelle 4.2 verdeutlich die jeweiligen Implementierungsphasen der drei Wasseraufbereitungsverfahren, die in den Rohingya-Flüchtlingslagern in Cox's Bazar vorwiegend implementiert wurden, sowie deren relevante Vor- und Nachteile (vgl. Sikder et al.; 2020; S. 30).

Tabelle 4.2 Gegenüberstellung Eimer-, Inline- und Leitungswasserchlorierung; in Anlehnung an Sikder et al.; 2020; S. 30

Eimerchlorierung	Inline-Chlorierung	Leitungswasserchlorierung
Implementierungsphase:		
Akute, anfängliche Notlage, die ersten 6 Monate	Übergangsphase, 6 Monate bis 2 Jahre	Langfristige Phase
Vorteile:		
– Geringe infrastrukturelle Ressourcen – Sensibilisierung der Nutzer*innen (Verhalten) durch Schulungen	– Einfache Installation – Geringer Wartungsaufwand – 24 Studien Zugriff auf aufbereitetes Wasser	– Systematische, zentrale Infrastruktur – Einfache Entnahme von auf-bereitetem Wasser – Gewährleistung einer konstanten Chlordosierung
Nachteile:		
– Variable Dosierung (Über-/Unterdosierung) – Kein chloriertes Wasser nach Arbeitsende – Schulung vieler Personen	– Benötigt eine bereits existierende Infrastruktur – Keine regulierbare Chlordosierung – Begrenzte Zuverlässigkeit der Geräte	– Erhöhte zeitliche und infrastruktur-elle Ressourcen – Bedarf an geschultem Wartungspersonal – Solarer Betrieb der Pumpe (Abhängigkeit)

Im Zuge der Untersuchungen konnte ermittelt werden, dass die geltenden mikrobiologischen Grenzwerte hinsichtlich E. coli (<10 KBE/ 100 ml) in 71 % der Haushalte mit Eimerchlorierung, bei 86 % der Haushalte mit Inline-Chlorierung und 91 % der Haushalte mit Leitungswasserchlorierung eingehalten wurden.[2] Ergänzend dazu konnte in insgesamt 71 % der Haushalte mit Eimerchlorierung, 36 % der Haushalte mit Inline-Chlorierung und 60 % der Haushalte mit Leitungswasserchlorierung ein ausreichender Gehalt an ungebundenem Chlor nach der Entnahme ermittelt werden. (vgl. Sikder et al.; 2020; S. 27 f.) Die Ergebnisse der Querschnittstudie von Sikder et al. (2020) zeigen, dass eine kontext- und phasengerechte Implementierung bei der Auswahl eines geeigneten Wasseraufbereitungsverfahrens notwendig ist, um eine langfristige Prävention von

---

[2] Verweis durch Sikder et al. (2020) auf einen Grenzwert für E. coli des Sphere Handbuchs (2018) für nicht-chloriertes Wasser von <10 KBE/ 100 ml, dieser Grenzwert wird in der Publikation sowohl für nicht nicht-chloriertes Wasser als auch chloriertes Trinkwasser herangezogen (europäischer Standard-Grenzwert für E. coli in Wasser in Trinkwasserqualität: <1 KBE/ 100 ml).

Trinkwasser-assoziierten Infektionskrankheiten, insbesondere gastrointestinalen Infektionen, zu gewährleisten (vgl. Sikder et al.; 2020; S. 32). Die Studienqualität der Querschnittstudie von Sikder et al. (2020) wurde auf der Basis des STROBE-Statements bewertet. Insgesamt wurden 16 der 22 Items mit „erfüllt" und 2 mit „teilweise erfüllt" (I12, I13) bewertet. Item 7, Item 9, Item 10 und Item 17 wurden nicht erfüllt.

Als Überleitung soll nun eine Querschnittstudie von Lakshmi Reddi et al. aus dem Jahr 2016 vorgestellt werden, die sowohl relevante Inhalte in Bezug auf die Trinkwasser- als auch die Lebensmittelhygiene beinhaltet. Untersucht wird dabei der Zusammenhang zwischen Trinkwasser-, Lebensmittel- und Händehygiene durch mikrobiologische Untersuchungen des Trinkwassers am Einsatzort (POU; n = 150) sowie der Hände der Personen, die in Haushalten für die Zubereitung von Lebensmitteln hauptverantwortlich waren (n = 150). (vgl. Lakshmi Reddi et al.; 2016; S. 2) Fokussierte Settings waren dabei Haushalte im ländlichen und städtischen Umfeld, inklusive Slums in einkommensschwachen Regionen in Indien. Maßnahmen der Trinkwasser- und Lebensmittelsicherheit dienen der Prävention von Trinkwasser- und Lebensmittel-bedingten Vergiftungen und Infektionen sowie deren lang- und kurzfristigen Folgen. (vgl. Lakshmi Reddi et al.; 2016; S. 1 f.) Im Zuge der Studie von Lakshmi Reddi et al. (2016) konnte festgestellt werden, dass die sowohl die Trinkwasserqualität als auch die Händehygiene einen relevanten Einfluss auf die Lebensmittelhygiene in Haushalten hat (vgl. Lakshmi Reddi et al.; 2016; S. 5 f.). Die Untersuchungen des Trinkwassers zeigten, dass die mikrobiologischen Parameter am POU, d. h. auf Haushaltsebene, deutlich höhere Kontaminationen aufwiesen als an der Wasserquelle. Insgesamt wiesen 24,7 % (n = 37) der Trinkwasserproben am POU coliforme Bakterien und 9,3 % (n = 14) E. coli auf. Im Zuge der untersuchten mikrobiologischen Handproben konnten in 48 % (n = 72) der Fälle coliforme Bakterien und in 20 % (n = 30) der Fälle E. coli nachgewiesen werden. Die Proben aus den ländlichen Gebieten wiesen dabei die höchsten mikrobiologischen Werte auf, gefolgt von den Ergebnissen der städtischen Slums. (vgl. Lakshmi Reddi et al.; 2016; S. 3 f.) Es ist auf der Grundlage dieser Erkenntnisse davon auszugehen, dass eine Kontamination des entnommenen Trinkwassers, aufgrund unzureichender Hygienepraktiken, während der Sammlung, dem Transport und der Lagerung entsteht. Ergänzend dazu konnte im Zuge dieser Querschnittstudie nachgewiesen werden, dass die Prävalenz von E. coli im Trinkwasser um ein 14,5-faches (OR = 14,5; 95 % CI = 4,1–50,7) erhöht war, wenn auf den Händen der Personen, die in den Haushalten für die Zubereitung von Speisen hauptverantwortlich waren, ebenfalls E. coli nachgewiesen wurde und um ein 2,5-faches (OR = 2,5; 95 % CI = 1,1–5,4) erhöht, wenn die Hände mit coliformen Bakterien kontaminiert waren (vgl. Lakshmi Reddi et al.; 2016; S. 4). Die Ergebnisse weisen erhebliche Kreuzkontaminationen zwischen den Händen, dem Trinkwasser und den Lebensmitteln nach, die neben einer verbesserten Trinkwasserqualität auch Maßnahmen der Hygieneförderung im Umgang mit Trinkwasser und Lebensmitteln notwendig machen, um gastrointestinale Infektionen und Lebensmittelintoxikationen nachhaltig zu verhindern (vgl. Lakshmi Reddi et al.; 2016; S. 6). Die Studienqualität der Querschnittstudie von Lakshmi Reddi et al. (2016) wurde auf der Basis des STROBE-Statements bewertet. Insgesamt wurden 12 der 22 Items mit „erfüllt" und 5 Items mit „teilweise erfüllt" (I6, I7, I11, I12 und I13) bewertet. Item 9, Item 10, Item 14, Item 19, sowie Item 22 gelten als „nicht erfüllt".

4.2.2.2 Lebensmittelhygiene

Die Infrastrukturen von Flüchtlingslagern sichern die Versorgung geflüchteter Personen hinsichtlich Unterkunft, medizinischer Versorgung, Trinkwasser und Nahrung. Dabei bedingen nicht hygienische Lebensverhältnisse, ein unzureichender Zugang zu Sanitäranlagen und Trinkwasser, sowie begrenzte Möglichkeiten für eine hygienisch sichere Lagerung und Zubereitung von Lebensmitteln die Entstehung und Verbreitung Lebensmittel-assoziierter Infektionskrankheiten, insbesondere gastrointestinale Infektionen. (vgl. Garsow et al.; 2021; S. 1) Die systematische Übersichtsarbeit von Garsow et al. aus dem Jahr 2021 bietet einen Überblick über Strategien zur Prävention lebensmittelbedingter Infektionskrankheiten in Flüchtlingslagern und zeigt gegenwärtige Forschungslücken auf, die in zukünftigen Forschungsvorhaben berücksichtigt werden sollten (vgl. Garsow et al.; 2021; S. 2). Im Zuge dieser systematischen Übersichtsarbeit wurden elf Einzelstudien analysiert, die in Flüchtlingslagern in Kenia, Malawi, Äthiopien, Kamerun, Ruanda und Kroatien durchgeführt wurden (vgl. Garsow et al.; 2021; S. 3 f.). Eine Angabe der Gesamtstichprobengröße über alle eingeschlossenen Studien hinweg wurde nicht aufgeführt. Die eingeschlossenen Einzelstudien thematisieren dabei die drei Erreger *Vibrio cholerae, Salmonella spp.*, insbesondere *Salmonella Typhi*, Hepatitis E, die schwerwiegende Erkrankungen hervorrufen können (vgl. Garsow et al.; 2021; S. 2). Aufgrund der in der Einleitung der Master-Thesis festgelegten Forschungsfrage, werden die Ergebnisse der systematischen Übersichtsarbeit von Garsow et al. (2021) zu den Erregern Vibrio cholerae und Salmonella Typhi, nicht jedoch die zu Hepatitis E, wiedergegeben. Die Hauptergebnisse zeigen, dass *Vibrio cholerae* und *Salmonella spp.* in Flüchtlingslagern weit verbreitet sind und dementsprechend eine hohe Public Health-Relevanz aufweisen, bisher jedoch noch unzureichend erforscht wurden.

Insgesamt thematisieren fünf der elf Einzelstudien Infektionsausbrüche mit *Vibrio cholerae* in Flüchtlingslagern in Kenia, Malawi und Kamerun. *Vibrio cholerae* kann während des Transports, der Lagerung oder Zubereitung von Lebensmitteln auf diese übertragen werden. Ein Wachstum findet meist innerhalb eines Temperaturintervalls zwischen 20 °C–45 °C statt. Deshalb wird eine Inaktivierung des Erregers durch eine ausreichende Erhitzung empfohlen. Grundsätzlich ist deshalb die Aufrechterhaltung einer ausreichenden Kühl- und Erhitzungstemperatur während des Transports, der Lagerung oder der Zubereitung unerlässlich, um eine Lebensmittel-bedingte Übertragung von *Vibrio cholerae* zu verhindern. Die Schaffung eines angemessenen Zugangs zu geeigneten Kühl- und Erhitzungsmaßnahmen, würde das Risiko für Cholera-Erkrankungen reduzieren. Dies gilt insbesondere auch bei Personen, die erst seit kurzer Zeit in Flüchtlingslagern untergebracht sind. Es wurde festgestellt, dass diese Personengruppe häufig einen geringeren Zugang zu Ressourcen für eine hygienisch sichere Zubereitung von Lebensmitteln, sowie Trinkwasser- und Abwasserstrukturen haben. Dadurch steigt die Gefahr einer Infektion mit *Vibrio cholerae*.

Neben der Sicherstellung geeigneter Kühl- und Erhitzungsmöglichkeiten für Lebensmittel wiesen die Autor*innen der Einzelstudien auf den wachsenden Bedarf an Aufklärungskampagnen zu Themen der Lebensmittelsicherheit und Hygieneförderung hin. Die Implementierung gemeindebasierter und partizipativer Ansätze zur Identifikation, Planung und Umsetzung wirksamer und praxisnaher Interventionen sollen das Auftreten von Infektionen mit *Vibrio cholerae* verhindern. Aufgegriffen wurden dabei brennstoffeffiziente Öfen zur sicheren Erhitzung von Lebensmitteln sowie der Einsatz säurehaltiger Zutaten in Lebensmitteln zur Senkung des pH-Werts und einer damit einhergehenden Wachstumshemmung von *Vibrio cholerae* in Lebensmitteln. (vgl. Garsow et al.; 2021; S. 2 ff.) Insgesamt zwei der elf Einzelstudien thematisieren das Auftreten von Infektionen mit Salmonella Typhi in Flüchtlingslagern. Beide Studien wurden in Flüchtlingslagern in Ruanda durchgeführt. Im Zuge dieser Forschungsarbeiten konnten die folgenden fünf relevanten Risikofaktoren für Infektionen mit Salmonella Typhi identifiziert werden: 1. Ein Familienmitglied, das in den letzten drei Monaten mit Salmonella Typhi infiziert war (OR = 2,65; 95 % CI = 1,84–3,79), 2. Inkonsequentes Händehygieneverhalten nach der Toilettennutzung (OR = 1,78; 95 % CI = 1,12 -2,62), 3. Geringe Kenntnisse hinsichtlich der Prävention von Typhus-Infektionen (OR = 1,63; 95 % = 1,12–2,38), 4. Der Verzehr von zuhause zubereiteten Lebensmitteln (OR = 2,75; 95 % = 1,53–4,96) sowie der Verzehr von Lebensmitteln auf Gemeinschaftsmärkten (OR = 11,39; 95 % CI = 2,10–61,75), 5. Geringe schulische Bildung (OR = 0,50; 95 % CI = 0,34–0,72). (vgl. Garsow et al.; 2021; S. 5 f.). Die identifizierten Risikofaktoren bilden die Grundlage für die Festlegung zukünftiger Präventionsmaßnahmen. Neben einer verbesserten Verfügbarkeit von Handwaschstationen, wird auch hier eine zielgruppenspezifische

Aufklärungsarbeit hinsichtlich der Lebensmittelsicherheit und Hygieneförderung ergänzend empfohlen. In den Einzelstudien wird lediglich die Inzidenz von Salmonella Typhi thematisiert, nicht-typhoide Salmonella-Serovare werden nicht benannt, dabei tragen diese wesentlich zu Lebensmittel-bedingten Infektionen bei. Zukünftige Forschungsvorhaben sollten auch die Prävalenz von nicht-typhoiden Salmonellen in Flüchtlingslagern untersuchen. (vgl. Garsow et al.; 2021; S. 6) Der Transport, die Lagerung und der Umgang mit Trinkwasser und Lebensmitteln sowie die persönliche Hygiene, konnten im Zuge der systematischen Übersichtsarbeit von Garsow et al. (2021) als entscheidende Komponenten der Lebensmittelsicherheit in Flüchtlingslagern identifiziert werden. Die folgenden Risikofaktoren in Bezug auf Infektionen mit *Vibrio cholerae* konnten durch die systematische Übersichtsarbeit von Garsow et al. (2021) identifiziert werden: Verzehr von nicht erhitzten Lebensmitteln (OR = 0,8; 95 % CI = 1–64), die Nutzung von Gemeinschaftslatrinen durch drei oder mehr unterschiedliche Haushalte (OR = 2,17; 95 % CI = 1,01–4,68), eine nicht-kontaminationsgeschützte Lagerung von Trinkwasser (OR = 0,46; 95 % CI = 0,25–0,96). Das Waschen der Hände mit Seife (OR = 0,24; 95 % CI = 0,09–0,71) sowie der Verzehr von ausreichend erhitzten Lebensmitteln (OR = 0,40; 95 % CI = 0,19–0,83), wiesen einen protektiven Effekt in Bezug auf Infektionen mit Vibrio cholerae auf. (vgl. Garsow et al.; 2021; S. 4 f.) Durch den Einsatz von Lebensmittelüberwachungssystemen, können weitere Risikofaktoren für Lebensmittel-bedingte Infektionen zeitnah und zielgerichtet identifiziert und Ausbruchsgeschehen verhindert werden. Dadurch kann der Einsatz personeller, zeitlicher, finanzieller und materieller in Flüchtlingslagern optimiert werden. Aufgrund der bisher begrenzten Forschungsaktivitäten hinsichtlich Lebensmittel-assoziierter Infektionen, insbesondere gastrointestinalen Infektionen, sowie den teilweise nicht aktuellen Studien, besteht weiterhin Forschungsbedarf. (vgl. Garsow et al.; 2021; S. 7 f.) Die Studienqualität der systematischen Übersichtsarbeit von Garsow et al. (2021) wurde auf der Basis der AMSTAR 2-Checkliste mit „niedrige Qualität" bewertet. Das als kritisch bewertete Item 7, Vorhandensein einer Liste der ausgeschlossenen Studien inkl. Begründung des Ausschlusses, wurde nicht erfüllt.

Ergänzend zu den dargestellten Ergebnissen, kann die retrospektive, gematchte Fall-Kontroll-Studie von Nyamusore et al. aus dem Jahr 2018 herangezogen werden. Hier wurden ebenfalls in einem Flüchtlingslager in Ruanda im Zuge eines Ausbruchsgeschehens mit *Salmonella Typhi* relevante Risikofaktoren untersucht und Empfehlungen in Bezug auf zukünftige Ausbruchsgeschehen formuliert. (vgl. Nyamusore et al.; 2018; S. 2) Die Gesamtstudienpopulation besteht dabei aus 1030 Teilnehmer*innen, d. h. aus 260 Fällen und 770 Kontrollen (vgl. Nyamusore et al.; 2018; S. 4). Die identifizierten Risikofaktoren für eine Infektion mit

Salmonella Typhi stimmen mit den Risikofaktoren, die bereits im Zuge der systematischen Übersichtsarbeit von Garsow et al. (2021) vorgestellt wurden, überein. (vgl. Nyamusore et al.; 2018; S. 4 ff.) Es wird davon ausgegangen, dass ein Grund hierfür das verstärkte Auftreten von Hausfliegen, die gehäuft in der Nähe von Latrinen und offenen Abwasserkanälen zu finden sind, ist. Durch die Anwesenheit von Hausfliegen besteht die Gefahr, dass Mikroorganismen aus Abwässern, Abfällen und Ausscheidungen auf Lebensmittel übertragen werden können. Aus diesem Grund stellt die Vektorenkontrolle ein relevantes Element der Lebensmittelhygiene dar. (vgl. Nyamusore et al.; 2018; S. 5)

Nyamusore et al. (2018) leiteten auf Grundlage ihrer Erkenntnisse die folgenden vier Empfehlungen hinsichtlich der Prävention Lebensmittel-bedingter Infektionskrankheiten ab:

1. Die verstärkte Umsetzung von Maßnahmen der Hygieneförderung, insbesondere bei Personen, die mit Lebensmitteln arbeiten, vulnerablen Personengruppen, Personen, die in der direkten Nähe von Sanitäranlagen und offenen Abwasserkanälen wohnen, sowie die Reduktion überfüllter Unterkünfte.
2. Die Förderung der Lebensmittelsicherheit, v. a. auf Gemeinschaftsmärkten, durch Hygienevorschriften und Kontrollen, die Sicherstellung von Handwaschgelegenheiten in Bereichen, in denen Lebensmittel zubereitet werden, sowie Möglichkeiten zur hygienischen Aufbereitung von Küchenequipment, Geschirr und Besteck.
3. Die Etablierung von verpflichtenden Hygieneschulungen für Personen, die gewerblich mit Lebensmitteln arbeiten.
4. Die Implementierung von Umweltmaßnahmen, v. a. in Bezug auf Abwassersysteme in den Flüchtlingslagern, insbesondere während den Regenzeiten und erhöhten Temperaturen, dadurch kann die Zunahme von Fliegenpopulationen gehemmt werden.

(vgl. Nyamusore et al.; 2018; S. 7) Die Berichtsqualität der retrospektiven gematchten Fall-Kontroll-Studie von Nyamusore et al. (2018) wurde auf der Basis des STROBE-Statements bewertet. Insgesamt wurden 19 der 22 Items mit „erfüllt" und zwei Items mit „teilweise erfüllt" (I7, I13) bewertet. Item 9 wurde als „nicht erfüllt" bewertet.

4.2.3 Befunde im Hinblick auf die Sanitärhygiene, Abfall- und Abwasserinfrastruktur und Vektorenkontrollmaßnahmen

4.2.3.1 Sanitärhygiene

Die Untersuchung des Zugangs von Flüchtlingen zu WaSH-relevanten Infrastrukturen, insbesondere sanitären Infrastrukturen, war bisher selten Gegenstand wissenschaftlicher Arbeiten. Aus diesem Grund ermitteln Caldéron-Villarreal et al. in ihrer Querschnittstudie aus dem Jahr 2022 die sozialen und geografischen Ungleichheiten hinsichtlich des Zugangs zu Wasser, sanitären Anlagen und der Abfallentsorgung. Insbesondere Frauen, Mädchen, ältere Menschen und Menschen mit Beeinträchtigungen wurden einbezogen. Durch die Anwendung eines standardisierten Surveys wurden insgesamt 5632 Haushalte in Flüchtlingslagern in Bangladesch, Kenia, Süd Sudan, Uganda und Simbabwe als Stichprobe einbezogen. (vgl. Caldéron-Villarreal et al.; 2022; S. 1 f.) Im Zuge der Befragungen konnte festgestellt werden, dass 43 % aller Flüchtlinge in den eingeschlossenen Lagern Gemeinschaftslatrinen nutzen und 63 % alle Flüchtlinge in Lagern einen grundsätzlichen Zugang zu sanitären Infrastrukturen besitzen. In Flüchtlingslagern mit geringerer Bevölkerungsdichte und einem Zugang zu unbebauten Flächen wurde häufiger eine offene Defäkation angegeben. Die Flüchtlingslager in Bangladesch gelten dabei als die Flüchtlingslager, in denen offene Defäkation am seltensten angegeben wurde. Gründe dafür gelten die enormen Bevölkerungsdichten innerhalb der Flüchtlingslager in Bangladesch, sowie umfangreiche Investitionen der humanitären Akteure, um drohende Ausbruchsgeschehen durch *Vibrio cholerae* und andere Erreger gastrointestinaler Infektionskrankheiten zu verhindern. (vgl. Caldéron-Villarreal et al.; 2022; S. 13 f.) Caldéron-Villarreal et al. (2022) konnten im Zuge ihrer Arbeit Faktoren identifizieren, die einen geringeren Zugang zu sanitären Infrastrukturen begünstigen: 1. Die Anwesenheit von mindestens einem älteren oder beeinträchtigten Familienmitglied (aOR = 0,83; p = 0,01), 2. Haushalte mit weniger als vier Familienmitgliedern, 3. Die Anwesenheit von mindestens einem weiblichen Familienmitglied im reproduktiven Alter (OR = 0,67; p = 0,00) (vgl. Caldéron-Villarreal et al.; 2022; S. 7). Über alle eingeschlossenen Flüchtlingslager hinweg hatten 63 % der befragten Haushalte Zugang zu Sanitäranlagen mit ausreichender Privatsphäre. Das Anbringen von Türen und Schlössern könnte zu einer erhöhten Sicherheit und Privatsphäre in den Sanitäranlagen beitragen und Mädchen und Frauen gegenüber geschlechtsbasierter Gewalt schützen. Die Risiken hinsichtlich sexualisierter Gewalt auf dem Weg zu den Sanitäranlagen, insbesondere nachts oder auf langen Wegen, kann dadurch jedoch nicht reduziert werden. (vgl. Caldéron-Villarreal et al.; 2022; S. 14)

Abschließend weisen Caldéron-Villarreal et al. (2022) darauf hin, dass gegenwärtig gravierende Ungleichheiten in Bezug auf sanitäre Infrastrukturen existieren und weiterhin Maßnahmen zur Schaffung einer sicheren sanitären Infrastruktur notwendig sind (vgl. Caldéron-Villarreal et al.; 2022; S. 16). Die Berichtsqualität der Querschnittstudie von Caldéron-Villarreal et al. (2022) wurde auf der Basis des STROBE-Statements bewertet. Insgesamt wurden 17 der 22 Items mit „erfüllt" und zwei Items „teilweise erfüllt" (I12, I13) bewertet. Item 9, Item 10 und Item 17 wurden als „nicht erfüllt" bewertet.

Interventionen der Sanitärhygiene und der Verbesserung der sanitären Infrastruktur gelten hinsichtlich der Prävention gastrointestinaler Infektionen als relevant. Die systematische Übersichtsarbeit von Bauza et al. aus dem Jahr 2023, basierend auf 51 randomisierten und nicht-randomisierten Einzelstudien, untersucht die Wirksamkeit von sanitären Maßnahmen hinsichtlich der Prävention von Durchfallerkrankungen weltweit. Die Stichprobe besteht aus keiner spezifischen Population, sowohl Kinder als auch Erwachsene wurden eingeschlossen. Insgesamt liegt dadurch eine Stichprobengröße von n = 238.535 Teilnehmer*innen vor. (vgl. Bauza et al.; 2023; S. 17) Maßnahmen zur Optimierung der sanitären Infrastruktur werden, entsprechend der systematischen Übersichtsarbeit von Bauza et al. (2023) in drei Interventionsarten unterteilt, deren Wirksamkeit hinsichtlich der Prävention von Durchfallerkrankungen unterschiedlich ist:

1. Die Schaffung eines Zugangs zu sanitären Einrichtungen für Personen, die bisher keinen Zugang zu sanitären Einrichtungen hatten. Dies dient auch der Reduktion offener Defäkation (vgl. Bauza et al.; 2023; S. 17 f.). Es konnte im Zuge der Altersgruppen übergreifenden Analyse eine Senkung der Prävalenz von Durchfallerkrankungen von 3 Durchfallepisoden pro Jahr auf 2,67 Durchfallepisoden pro Jahr (Cluster-RCTs; 95 % CI = 2,19–3,24) bzw. 2,16 Durchfallepisoden pro Jahr (nicht-randomisierte Studien; 95 % CI = 1,59–2,91) durch diese Art der Intervention festgestellt werden (RR = 0,89; 95 % CI = 0,73–1,08; 7 Studien; n = 40.127). Wobei der Effekt nur bei den nicht-randomisierten Studien signifikant war. Bei einer ausschließlichen Analyse der Wirksamkeit bei Kindern unter 5 Jahren konnte durch die Schaffung eines sanitären Zugangs eine Reduktion von 3 Durchfallepisoden pro Jahr auf 2,94 (Cluster-RCTs; 95 %; CI = 2,49–3,48) bzw. 2,28 Durchallepisoden pro Jahr (nicht-randomisierte Studien; 95 % CI = 1,65–3,15) ermittelt werden, Dies entspricht einer geringen bis keiner protektiven Wirksamkeit (RR = 0,98; 95 % CI = 0,83–1,16; 4 Studien; n = 16.215). Die Effekte waren bei Kindern unter 5 Jahren weder in den Cluster-RCTs noch in den nicht-randomisierten Studien signifikant (RR = 0,83; 95 % CI = 0,68–1,02; 11 Studien; n =

25.614). Gepoolte Schätzungen, über randomisierte und nicht-randomisierte Studien hinweg ergaben einen protektiven Effekt in Settings, in denen vor der Intervention keine Sanitäranlagen genutzt wurden (RR = 0,79; 95 % CI = 0,66–0,94; 15 Studien; n = 73.511). (vgl. Bauza et al.; 2023; S. 24 f.)

2. Die Verbesserung bestehender sanitärer Einrichtungen, durch den Bau neuer Sanitäranlagen, die aufgrund ihrer Funktionsweise eine Verbesserung gegenüber bereits etablierten Sanitäranlagen darstellen (vgl. Bauza et al.; 2023; S. 18 f.). Nicht-randomisierte Studien, über alle Altersgruppen hinweg, konnten eine Senkung der Durchfallepisoden von 3 pro Jahr auf 1,83 pro Jahr (95 % CI = 1,50–2,22) ermitteln (RR = 0,61; 95 % CI = 0,50–0,74; 23 Studien; n = 117.639), der Einfluss von Störfaktoren konnte dabei nicht ausgeschlossen werden. Gepoolte Schätzungen, unter dem Einbezug randomisierter und nicht-randomisierter Studien über alle Altersgruppen hinweg, konnte ein protektiver Effekt ermittelt werden (RR = 0,65; 95 % CI = 0,55–0,78). (vgl. Bauza et al.; 2023; S. 25 f.) Im Zuge der Analyse der Cluster-RCTs konnte in Bezug auf die Altersgruppe der unter 5-Jähringen eine Reduktion der Prävalenz von 3 Durchfallerkrankungen pro Jahr auf 2,55 Durchfallepisoden pro Jahr (Cluster-RCTs; 95 % CI = 2,07–3,18) ermittelt werden (RR = 0,85; 95 % CI = 0,69–1,06; 3 Studien; n = 14.900) dieser gilt nicht als statistisch signifikant. Die nicht-randomisierten Studien wiesen im Vergleich dazu bei Kindern unter fünf Jahren eine Senkung der Anzahl von durchschnittlich 3 Durchfallepisoden pro Jahr auf 1,92 Durchfallepisoden pro Jahr (nicht-randomisierte Studie; 95 % CI = 1,29–2,88) auf (RR = 0,64; 95 % CI = 0,43–0,96; 9 Studien; n = 8459). (vgl. Bauza et al.; 2023; S. 5 f.)

3. Die Etablierung von verhaltensändernden Maßnahmen, die entweder parallel zu Verbesserungen sanitärer Infrastrukturen oder als Einzelmaßnahme, ohne Bereitstellung finanzieller und materieller Ressourcen, durchgeführt werden. Dadurch sollen selbständig Interventionen zur Verbesserung der sanitären Situation angeregt werden. (vgl. Bauza et al.; 2023; S. 19 f.) Im Zuge der Analyse dieser Maßnahmenart konnte eine wahrscheinliche Wirksamkeit in der Altersgruppe der unter 5-Jährigen durch die Reduktion von Durchfallepisoden von 3 pro Jahr auf 2,46 pro Jahr in den Cluster-RCTs (Cluster-RCTs; 95 %CI = 2,07–2,94) ermittelt werden (RR = 0,82; 95 % CI = 0,69–0,98; 7 Studien; n = 28.909). In den nicht-randomisierten Studien konnte mit 3,06 Durchfallepisoden pro Jahr (nicht-randomisierte Studien; 95 %CI = 2,73–3,42) keine Wirksamkeit dieser Maßnahmen ermittelt werden (RR = 1,02; 95 % CI = 0,91–1,14; 2 Studien; n = 2171). Es lagen keine Untersuchungsergebnisse für ältere Bevölkerungsgruppen vor. Die gepoolten Schätzungen, basierend auf

randomisierten und nicht-randomisierten Studien kamen zu ähnlichen Ergebnissen hinsichtlich des protektiven Effekts (RR = 0,85; 95 % CI = 0,73–1,01; 9 Studien; n = 31.080). (vgl. Bauza et al.; 2023; S. 27 f.)

Auf der Basis der systematischen Übersichtsarbeit von Bauza et al. (2023) konnte eine grundsätzliche Wirksamkeit sanitärer Interventionen in Bezug auf die Prävention von Durchfallerkrankungen ermittelt werden. Das Ausmaß des Effekts ist jedoch abhängig von der Art der Maßnahme, der Zielgruppe sowie der Umgebung, in der diese implementiert wurde. Aufgrund methodischer Schwächen der Einzelstudien, sowie methodischer und thematischer Heterogenität der Einzelstudien besteht weiterhin ein Bedarf an hochwertigen Forschungsarbeit, insbesondere zur Untersuchung von Faktoren, die die Wirksamkeit von sanitären Verbesserungsmaßnahmen beeinflussen. (vgl. Bauza et al.; 2023; S. 31 f.) Die Studienqualität der systematischen Übersichtsarbeit von Bauza et al. (2023) wurde auf der Basis der AMSTAR 2-Checkliste mit „moderate Qualität" bewertet. Alle als kritisch bewerteten Items wurden im Zuge dieser systematischen Übersichtsarbeit erfüllt.

Die systematische Übersichtsarbeit von Clasen et al. aus dem Jahr 2019 untersucht den Einfluss von Sanitärmaßnahmen im Zuge der Vermeidung von infektiösen Durchfallerkrankungen auf der Basis von 13 Einzelstudien. (vgl. Clasen et al.; 2019; S. 10) Die Studienpopulation besteht dabei aus 33.417 Kindern und Erwachsenen weltweit, sowohl im ländlichen als auch städtischen Kontext (vgl. Clasen et al.; 2019; S. 10). Elf der eingeschlossenen Einzelstudien wiesen dabei protektive Effekte von Interventionsmaßnahmen hinsichtlich der Sanitärhygiene bei gastrointestinalen Infektionen nach (vgl. Clasen et al.; 2019; S. 14). Untersucht wurde dabei eine Vielzahl unterschiedlicher Interventionen, wobei der thematische Schwerpunkt auf baulichen Interventionen lag. Implementiert wurden u. a. Sanitärplattformen über Grubenlatrinen, Bohrlochlatrinen mit Holz- oder Betonaufbauten und Spültoiletten mit einem Anschluss an die Kanalisation. (vgl. Clasen et al.; 2019; S. 11 f.) Lediglich eine der eingeschlossenen Studien untersuchte die Optimierung der Sanitäranlagen als Einzelintervention. Die anderen Interventionen bestanden aus Kombinationen, z. B. aus der zusätzlichen Schaffung einer besseren Trinkwasserinfrastruktur oder zusätzlichen Maßnahmen der Hygieneförderung. Die Bewertung des Effekts einzelner Interventionskomponenten wird dadurch erschwert. (vgl. Clasen et al.; 2019; S. 11 f.) Durch den Nachweis des protektiven Effekts in der Einzelinterventionsstudie, ist jedoch auch von der Wirksamkeit von Einzelinterventionen hinsichtlich der Sanitärhygiene auszugehen. Aufgrund der methodischen und thematischen Heterogenität der Einzelstudien sowie vorhandenen methodischen Mängeln ist die Vergleichbarkeit und Aussagekraft begrenzt. Laut Clasen et al. (2019) besteht weiterhin ein Bedarf an hochwertigen Studien, die den Einfluss von Maßnahmen der Sanitärhygiene auf die Prävention gastrointestinaler Infektionen untersuchen. (vgl. Clasen et al.; 2019; S. 15) Die Studienqualität der systematischen Übersichtsarbeit von Clasen et al. (2019) wurde auf der Basis der AMSTAR 2-Checkliste mit „moderate Qualität" bewertet. Alle als kritisch bewerteten Items wurden im Zuge dieser systematischen Übersichtsarbeit erfüllt.

Ergänzend kann die systematische Übersichtsarbeit von Sharma Waddington et al. (2023) herangezogen werden, deren Hauptergebnisse in Abschnitt 3.2.2 „Befunde im Hinblick auf die Trinkwasser- und Lebensmittelhygiene" vorgestellt wurden. Sharma Waddington et al. weisen in ihrer Publikation darauf hin, dass die Gesamtsterblichkeit bei Kindern unter fünf Jahren durch die Schaffung gemeinschaftsweiter und sicherer Sanitär- und Abwasserinfrastrukturen um 21 % reduziert werden kann (OR = 0,79; 95 % CI = 0,66) (vgl. Sharma Waddington et al.; 2023; S. 12). Auch protektive Effekte hinsichtlich der durchfallbedingten Sterblichkeit waren im Zuge dieser Interventionen nachweisbar. Wurden lediglich Optimierungen der sanitären Infrastruktur einzelner Haushalte vorgenommen, während die Mehrheit keinen Zugang zu verbesserten Sanitäranlagen hatte, konnte dieser Effekt jedoch nicht nachgewiesen werden (OR = 1,07; 95 % CI = 0,83) (vgl. Sharma Waddington et al.; 2023; S. 12). Dies kann dadurch begründet werden, dass durch die Verbesserung der sanitären Infrastruktur der direkte und indirekte Kontakt zu menschlichen Ausscheidungen im öffentlichen Raum reduziert und dadurch die Übertragung pathogener Mikroorganismen verhindert werden kann. (vgl. Sharma Waddington et al.; 2023; S. 20) Die Maßnahmen der Sanitär- und Abwasserhygiene wiesen während den Sommer- und Regenzeiten oder in Settings, in denen bisher keine Interventionen durchgeführt wurden, größere Effekte auf (vgl. Sharma Waddington et al.; 2023; S. 21).

4.2.3.2   Abfall- und Abwasserinfrastruktur und Vektorenkontrolle

Die Abfallentsorgung stellt, neben der Verfügbarkeit sicherer Sanitäranlagen und der Bereitstellung ausreichender Mengen an aufbereitetem Wasser, die größte Herausforderung in Flüchtlingslagern wie Kutupalong dar. Monatlich entstehen in den Rohingya-Flüchtlingslagern 10.000 Tonnen Müll, dies entspricht ca. 460 g Müll pro Tag und Person. Feste Abfälle werden durch Freiwillige innerhalb des Camps gesammelt und auf freien Flächen in der direkten Umgebung der Camps gelagert. Aufgrund der hohen Bevölkerungsdichte sind Abfallcontainer häufig überfüllt, Geruchsbelästigung, große Fliegenpopulationen, sowie die Verschmutzung von Umwelt, Grund- und Oberflächengewässern sind die Folgen. Die Entstehung und Übertragung von Krankheiten, insbesondere vektor-basierten Erkrankungen, ist häufig, auch aufgrund des fehlenden Verständnisses für abfallbedingte Umwelt- und Gesundheitsrisiken, zu verzeichnen. (vgl. Uddin et al.; 2020; S. 5 f.) Die Querschnittsstudie von Uddin et al. aus dem Jahr 2020 stellt relevante Risiken in Bezug auf eine nicht sachgerechte Abfallbewirtschaftung dar und spricht Empfehlungen hinsichtlich der zukünftigen Gestaltung der Abfallwirtschaft innerhalb von Flüchtlingslagern aus. Die Studie wurde in zwei Subcamps (Camp 2, Camp 4) in den Rohingya-Flüchtlingslagern in Cox, Bazar, Bangladesch, durch den Einbezug einer Stichprobe von $n_{Gesamt} = 227$ (n Camp 2 = 170; n Camp 4 = 57) implementiert. (vgl. Uddin et al.; 2020; S. 2) Im Zuge einer Befragung hinsichtlich der Abfallsituation gaben in Camp 2 83 % der Befragten und in Camp 4 47 % der Befragten eine Geruchsbelästigung durch Abfälle in den Camps an. Gleichzeitig wurde in Camp 2 von 65 % bzw. in Camp 4 von 67 % ein verstärktes Auftreten von Fliegen und anderen Tierarten, z. B. Ratten, festgestellt. Die Entstehung von abfall-bedingten Erkrankungen, wurde in 7 % bzw. 11 % der befragten Personen angegeben. (vgl. Uddin et al.; 2020; S: 6) Insbesondere Durchfallerkrankungen wurden von 56 % (n = 126) als relevantes Gesundheitsrisiko genannt (vgl. Uddin et al.; 2020; S. 7). Zusätzlich wurde im Zuge der Studie das Fehlen eines formellen Mülltrennungs- und Recycling-Konzepts festgestellt, 89 % der befragten Personen gaben an kein Recycling zu betreiben. Lediglich in Camp 4 werden Abfallbehältnisse in verschiedenen Farben für die Trennung organischer und nicht-organischer Abfälle verwendet. (vgl. Uddin et al.; 2020; S. 10). Uddin et al. (2020) weisen darauf hin, dass die transparente und partizipative Gestaltung der Abfallwirtschaft in Flüchtlingslagern, der Einbezug der Zielgruppe in die Entscheidungsprozesse, sowie die Übertragung von Verantwortung hinsichtlich der Langerinstandhaltung wesentliche Bestandteile eines Verbesserungsprozesses sind. Die Beteiligung der Bevölkerung, beispielsweise auch in Form von bezahlter Arbeit, stellt ein Kernelement in Bezug auf die Funktionsfähigkeit und Sauberkeit relevanter Infrastrukturen dar. Aufgrund der bisher geringen wissenschaftlichen Erkenntnisse bezüglich der Abfallwirtschaft in Flüchtlingslagern, sind weitere Untersuchungen, auch hinsichtlich des Einbezugs von Flüchtlingslagern in die Kreislaufwirtschaft notwendig. Dadurch besteht die Möglichkeit bisher nicht genutzte Ressourcen durch eine differenzierte Sammlung, Klassifizierung von wieder verwendbaren Materialien und den Recyclingprozess zu erschließen und eine Lösung der Abfallproblematik langfristig zu ermöglichen. (vgl. Uddin et al.; 2020; S. 10 f.) Die Berichtsqualität der wissenschaftlichen Publikation von Uddin et al. (2020) wurde auf der Basis des

STROBE-Statements bewertet. Insgesamt wurden 14 der 22 Items mit „erfüllt" und drei Items mit „teilweise erfüllt" (I7, I12 und I13) bewertet. Item 9, Item 10, Item 17, Item 19 und Item 22 wurden nicht erfüllt.

Die Existenz von Abfällen innerhalb des direkten Lebensumfelds wird mit der Entstehung von Durchfallerkrankungen, insbesondere bei Kindern unter fünf Jahren in Verbindung gebracht. Hausfliegen fungieren dabei als mechanische Vektoren von bakteriellen und parasitären Erregern gastrointestinaler Erkrankungen. Obwohl die Rolle von Hausfliegen im Zuge der Übertragung von gastrointestinalen Infektionskrankheiten bekannt ist, werden Interventionen der Fliegenbekämpfung häufig nicht als Ansatz zur Reduktion des Erkrankungsrisikos in Erwägung gezogen. Die systematische Übersichtsarbeit von Das et al. aus dem Jahr 2018, die auf einer cluster-randomisierten Einzelstudie beruht, wird der Einfluss von Fliegenkontrollmaßnahmen zur Prävention von Durchfallerkrankungen bei Kindern, über einen Zeitraum von drei Jahren, untersucht. Die Publikation umfasst eine Stichprobengröße von 491 Kindern (n $_{Intervention}$ = 214; n $_{Kontrolle}$ = 277) unter fünf Jahren in Gemeinden in Pakistan. (vgl. Das et al.; 2018; S. 10) Entsprechend der systematischen Übersichtsarbeit von Das et al. (2018) können Maßnahmen der Fliegenbekämpfung auf vier Ebenen implementiert werden: 1. Ebene: Die Beseitigung oder Reduktion von Fliegenbrutstätten, 2. Ebene: Die Reduktion von Ursachen, die Fliegen anziehen, 3. Ebene: Verringerung des Kontakts zwischen Fliegen und pathogenen und fakultativ-pathogenen Mikroorganismen, 4. Ebene: Schutz von Menschen, Lebensmitteln und Bedarfsgegenständen, die mit Lebensmitteln in Kontakt kommen vor dem Kontakt mit Fliegen. (vgl. Das et al.; 2018; S. 5) Durch die Reduktion von offenen Mülldeponien und die Nutzung geschlossener Lagerbehältnisse können Fliegenpopulationen zeitnah reduziert werden. Weiterhin wird eine räumliche Entfernung von mindestens ein bis zwei Kilometern zwischen bewohnten Gebieten und Mülldeponien hinsichtlich der Übertragung von Infektionskrankheiten durch Fliegen empfohlen. Zusätzlich sind ordnungsgemäße Entsorgungsmöglichkeiten für Fäkalien notwendig, durch Grubenlatrinen und deren Geruch, wird die Anwesenheit großer Fliegenpopulationen gefördert. (vgl. Das et al.; 2018; S. 6) Im Zuge der systematischen Übersichtsarbeit von Das et al (2018) konnte festgestellt werden, dass der regelmäßige Einsatz (zwei Mal pro Woche) eines Insektizids in Sprühform, hier Deltamethrin, zu einem signifikanten Rückgang von Durchfallerkrankungen, während der Fliegensaison, bei Kindern geführt hat. Im ersten Jahr konnte in der Interventionsgruppe eine durchschnittliche Anzahl von 6,3 und in der Kontrollgruppe von 7,1 Durchfallepisoden ermittelt werden. Im zweiten Jahr wurde bei der Interventionsgruppe für diesen Outcomeparameter ein Wert von 4,4 und für die Kontrollgruppe von 6,5 erfasst. Bereinigt um das Jahr konnte

im Zuge der Untersuchung eine signifikante Verringerung der Durchfallhäufig-
keit in Verbindung mit dem Einsatz des Insektizids um 23 % (95 % CI = 11
-33; p = 0,007) ermittelt werden. In den Monaten außerhalb der Fliegensaison
konnte kein Unterschied zwischen der Interventions- und Kontrollgruppe festgestellt werden (RaR = 1,03; 95 % CI = 0,84- 1,27; p = 0,07). Im dritten Jahr
der Untersuchung wurden Fliegenfallen mit Ködern statt des Insektizids eingesetzt, dabei konnte kein Unterschied hinsichtlich durchschnittlicher Anzahl an
Durchfallepisoden zwischen der Interventions- und Kontrollgruppe ermittelt werden (RaR = 1,15; 95 % CI = 0,90–1,47). (vgl. Das et al.; 2018; S. 12) Bisher
wurde der Einfluss des Fliegenmanagements unzureichend untersucht. Die Ergebnisse dieser Untersuchung weisen darauf hin, dass der Einsatz von Insektiziden
in Gebieten mit hohen Fliegenpopulationsdichten und während der Fliegensaison
zu einer Reduktion von Durchfallerkrankungen bei Kindern beitragen (vgl. Das
et al.; 2018; S. 12). Die Studienqualität der systematischen Übersichtsarbeit von
Das et al. (2018) wurde auf der Basis der AMSTAR 2-Checkliste mit „moderate Qualität" bewertet. Alle als kritisch bewerteten Items wurden im Zuge dieser
systematischen Übersichtsarbeit erfüllt.

4.2.4 Befunde im Hinblick auf Schutzimpfungen

Schutzimpfungen sind in humanitären Settings ein relevanter Bestandteil der
Verhältnisprävention. Die Akzeptanz von Schutzimpfungen beeinflusst dabei
die Effektivität von Impfkampagnen. Deshalb sollten im Vorfeld relevante
Informations- und Kommunikationskanäle identifiziert und relevante Barrieren
hinsichtlich Schutzimpfungen ermittelt werden. Die Querschnittstudie von Jalloh
et al. aus dem Jahr 2019 untersucht relevante Hemmnisse hinsichtlich Kinder-
schutzimpfungen in den Rohigya-Flüchtlingslagern in Cox's Bazar, Bangladesch,
insbesondere in Kutupalong. (vgl. Jalloh et al.; 2019; S. 2 f.) Die gewonnenen Erkenntnisse können dabei auf andere Impfkampagnen, u. a. zur Prävention
gastrointestinaler Infektionskrankheiten, übertragen werden. Im Zuge einer qualitativen Methodik, bestehend aus Fokusgruppendiskussionen (FGD, neun Runden
mit jeweils 10 Personen, n_{FGD} = 90) und Interviews mit Schlüsselinformanten
($n_{Interview}$ = 15), wurden relevante Kanäle für gesundheitsrelevante Informationen, insbesondere zu Schutzimpfungen, sowie Faktoren, die die Impfakzeptanz
bei Rohingya-Flüchtlingen beeinflussen ermittelt (vgl. Jalloh et al.; 2019; S. 3 f.).
Die Teilnehmer*innen der FGs und Interviews waren dabei jeweils unterschiedliche Personen, wodurch eine Gesamtstichprobe von n_{Gesamt} = 105 erfasst wurde
(vgl. Jalloh et al.; 2019; S. 5). Teilnehmer*innen waren Mütter und Väter von

Kindern unter fünf Jahren, freiwillige Helfer*innen der Gemeinschaft, Majhis (Lagerleiter), islamische Religionsführer sowie traditionelle Heiler und Lehrer (vgl. Jalloh et al.; 2019; S. 3 f.). Entsprechend der qualitativen Untersuchung von Jalloh et al (2019) wurden von den Rohingya-Flüchtlingen die Informationen von religiösen Führungspersönlichkeiten, Ältesten, Ärzten, traditionellen Heilern, Apothekern, Majhis und Multiplikator*innen, die von den NGOs unterrichtet wurden, hinsichtlich Schutzimpfungen, als vertrauenswürdig wahrgenommen. Diese Personengruppen waren häufig bereits im Ursprungsland Myanmar bekannt. (vgl. Jalloh et al.; 2019; S. 5 f.) Insgesamt konnten vier Hauptbarrieren hinsichtlich der Akzeptanz von Schutzimpfungen ermittelt werden: 1. Die Befürchtung durch die Schutzimpfung zum Christentum konvertiert zu werden, aufgrund der in den Impfstoffen enthaltenen Substanzen, 2. Sicherheitsbedenken in Bezug auf Mehrfachimpfungen, deren Impfwirkung und Immunreaktion, begründet auf einer häufig nicht ausreichenden Aufklärung, 3. Grundsätzliche Bedenken in Hinblick auf mögliche unerwünschte Impfreaktionen bis hin zum Versterben der geimpften Personen, 4. Keine ausreichende Sensibilität bezüglich kultureller geschlechterspezifischer Normen, z. B. durch den Einsatz von männlichem medizinischen Personal, nicht ausreichender Privatsphäre von Frauen und heranwachsenden Mädchen. Auch das unbegleitete Aufsuchen von Frauen und Mädchen von öffentlichen Impfzentren wird nicht gestattet, wodurch auch Kinder notwendige Schutzimpfungen nicht erhielten. (vgl. Jalloh et al.; 2019; S. 7 f.) Im Zuge der gewonnenen Erkenntnisse ermittelten Jalloh et al. (2019) eine grundsätzliche Akzeptanz von Schutzimpfungen bei den Rohingya-Flüchtlingen. Durch religiöse und kulturelle Überzeugungen, Sicherheitsbedenken, eine unzureichende Aufklärung und geltende Geschlechternormen ist die Durchführung von Impfkampagnen häufig erschwert (vgl. Jalloh et al.; 2019; S. 10). Die Autor*innen empfehlen auf der Grundlage der befragten Personen die Schaffung von Impfplätzen, die verstärkt Privatsphäre bieten, den Einsatz weiblicher Impfhelfer sowie Hausbesuchen. Der frühzeitige Einbezug religiöser Führungspersönlichkeiten ermöglicht ein kontextbezogenes Verständnis und die Umgehung religiöser und kultureller Barrieren. Gleichzeitig sollten relevante Informationskanäle, z. B. Informationen während des Freitagsgebets und Gemeindeversammlungen, Hausbesuche und Gesundheitsinformationszentren, genutzt und ein verstärkter Einbezug der relevanten Zielgruppen sichergestellt werden. Impfkampagnen sollten als mehrdimensionale, kontinuierliche Ansätze implementiert werden, die individuelle, zwischenmenschliche, gemeinschaftliche und politische Ebenen berücksichtigen. (vgl. Jalloh et al.; 2019; S. 9 f.) Die Berichtsqualität der wissenschaftlichen Publikation von Jalloh et al. (2019) wurde auf der Basis des STROBE-Statements bewertet. Insgesamt wurden 12 der 22 Items mit „erfüllt" und ein Item mit „teilweise erfüllt" (I13) bewertet. Die Items I7, I8, I9, I10, I11, I12, I14, I15, I16 und I17 wurden als „nicht erfüllt" bewertet.

Im Zuge von Ausbruchsgeschehen von Infektionskrankheiten, ist in humanitären Kontexten eine zeitnahe und mit den verfügbaren Ressourcen umsetzbare Impfstrategie notwendig, die einen großen Teil der gefährdeten Bevölkerungsgruppen erreicht. Die Verabreichung von Einzelimpfdosen stellt dabei eine Möglichkeit dar. (vgl. Qadri et al.; 2018; S. 1 f.) Im Zuge der Placebokontrollierten, randomisierten und doppelt-verblindeten Studie von Qadri et al aus dem Jahr 2018 wurde in einem zweijährigen Follow-up-Zeitraum die Wirksamkeit einer Einzeldosis des oralen Choleraimpfstoffs Shanchol® in den Slums von Dhaka in Bangladesch untersucht (vgl. Qadri et al.; 2018; S. 2 f.). Die Gesamtstichprobe bestand dabei aus $n_{Gesamt} = 204.700$ Personen aller Altersgruppen, davon $n_{Impfung} = 102.552$ und $n_{Placebo} = 102.148$ (vgl. Qadri et al.; 2018; S. 4). Eingeschlossen wurden dabei nur Personen, die bisher keine Impfungen zum Schutz vor Cholerainfektionen erhalten hatten. Während des Follow-up-Zeitraums von zwei Jahren konnten innerhalb der Studienpopulation insgesamt 287 Cholerainfektionen identifiziert werden, davon 109 bei Personen, die eine Einzeldosis des Impfstoffs und 178, die einem Placebo erhalten hatten. Daraus resultierend kann für die Interventionsgruppe eine Inzidenz von 0,22 pro 100.000 Personentage (95 % CI = 0,18–0,27) und für die Kontrollgruppe von 0,36 pro 100.000 Personentage (95 % CI = 0,31–0,52) ermittelt werden. Die daraus resultierende bereinigte Gesamtschutzwirkung der Einzelimpfdosis lag dadurch bei 39 % (95 % CI = 23–52) über den gesamten Nachbeobachtungszeitraum von zwei Jahren. (vgl. Qadri et al.; 2018; S. 6) Bei Kindern zwischen dem fünften und fünfzehnten Lebensjahr konnte eine Impfeffektivität der Einzelimpfdosis des oralen Choleraimpfstoffs von 52 % (95 % CI = 8–75) ermittelt werden. Bei Personen ab dem fünfzehnten Lebensjahr konnte eine protektive Wirkung der Einzelimpfdosis von 59 % (95 % CI = 42–71) verzeichnet werden. Über beide Altersgruppen hinweg wurde während der gesamten Nachbeobachtungszeit von zwei Jahren eine konstante Schutzwirkung festgestellt. (vgl. Qadri et al.; 2018; S. 6) Bei Kindern unter fünf Jahren konnte durch die Verabreichung einer Einzelimpfdosis keine signifikante Schutzwirkung gegenüber Cholerainfektionen ermittelt werden. Die Inzidenzrate von 1,12 pro 100.000 Personentage (95 % CI = 0,85–1,46) bei Kleinkindern, die eine Einzeldosis erhalten hatten war ähnlich zu der Inzidenz von 0,99 pro 100.000 Personentage (95 % CI = 0,73–1,32) der Kleinkinder, die das Placebo erhalten hatten (vgl. Qadri et al.; 2018; S. 6). Qadri et al. (2018) nannten als mögliche Erklärung für die nicht ausreichende Schutzwirkung der Einzeldosis eine geringere natürliche Immunität der Kleinkinder (vgl.

Qadri et al.; 2018; S. 6). Rund 138 aller identifizierten Cholerainfektionen zeichneten sich durch schwerwiegende Krankheitsverläufe mit schwerer Dehydrierung aus, davon 46 bei der Interventions- und 92 innerhalb der Kontrollgruppe. Die Gesamtinzidenz für schwere Krankheitsverläufe lag bei der Interventionsgruppe bei 0,09 pro 100.000 Personentagen (95 % CI = 0,07–0,12) und bei der Kontrollgruppe bei 0,19 pro 100.000 Personentagen (95 % CI = 0,15–0,23). Daraus resultierend kann eine bereinigte Schutzwirkung der Einzelimpfdosis vor schweren Krankheitsverläufen von 50 % (95 % CI = 29–65) ermittelt werden. (vgl. Qadri et al.; 2018; S. 7) Abschließend wird für Cholera-endemische Settings, insbesondere während Naturkatastrophen und humanitären Notsituationen, der Einsatz von Einzelimpfdosen der oralen Choleraimpfstoffe für Kinder über fünf Jahre und Erwachsene empfohlen. Dadurch kann bei Kleinkindern bis fünf Jahren eine Zweidosis-Impfung, trotz der weltweit begrenzten Produktion dieser Impfstoffe, sichergestellt werden. (vgl. Qadri et al.; 2018; S. 8) Die Studienqualität der Placebo-kontrollierten, randomisierten und doppelt-verblindeten Studie von Qadri et al. (2018) wurde auf der Basis des Jadad-Scores bewertet. Insgesamt wurden 5 der 5 Items zu den Themen „Randomisierung", „Verblindung" und „Bericht über den Verbleib aller eingeschlossener Personen" mit „erfüllt" bewertet. Weiterhin sind zukünftige Forschungsarbeiten in Hinblick auf Aktualisierungsimpfungen, insbesondere zu der notwendigen Anzahl an Dosen und Zeitintervallen, notwendig. (vgl. Qadri et al.; 2018; S. 8).

Die offene, nicht-randomisierte, kontrollierte Studie von Chowdhury et al. aus dem Jahr 2020 ist eine Fortsetzung der Studie von Qadri et al. (2018). Basierend auf den bereits gewonnenen Erkenntnissen, wurde drei Jahre nach der Verabreichung der Einzeldosis des oralen Choleraimpfstoffs der Effekt von zwei zusätzlichen Dosen untersucht. Dies erfolgte aufgrund der geringen protektiven Wirkung von Einzeldosen des oralen Choleraimpfstoffs Shanchol® bei Kleinkindern. Dazu wurden insgesamt 240 Teilnehmer*innen der Studienpopulation von Qadri et al. (2018) aus den Slums von Dhaka, Bangladesch, einbezogen. (vgl. Chowdhury et al.; 2020; S. 2) Davon stammten 121 Personen aus der ursprünglichen Interventionsgruppe (Einzelimpfdosis) und 119 Personen aus der Kontrollgruppe (Placebo). Im Zuge dieser Studie wurde sowohl der ursprünglichen Interventions- als auch Kontrollgruppe zwei Dosen des oralen Choleraimpfstoffs Shanchol® innerhalb eines Zeitintervalls von zwei Wochen verabreicht. (vgl. Chowdhury et al.; 2020; S. 3) An den Tagen 0, 3, 14, 28 und 42 wurden venöse Blutproben entnommen und der vibriocide Antikörpertiter bestimmt (vgl. Chowdhury et al.; 2020; S. 2). Zwei Wochen nach der Verabreichung der ersten Impfdosis war in allen Altersgruppen, sowohl in der Boosterimpfungspopulation (BI-Population) als auch der primär geimpften Population (PI-Population) ein signifikanter Anstieg der vibriociden Antikörperreaktion nachweisbar, der auch 14 Tage nach der Verabreichung der zweiten Impfdosis, zwar in geringerer Höhe, aber weiterhin nachweisbar war (vgl. Chowdhury et al.; 2020; S. 3). Tabelle 4.3 zeigt die Entwicklung der vibriociden Antikörperreaktion sowohl der BI- als auch PI-Population gegenüber den drei humanmedizinisch bedeutsamsten Isolaten der Spezies *Vibrio cholerae*, den Serogruppen O1 und O139, untergliedert nach Altersgruppen auf.

Tabelle 4.3 Vibriocidale Antikörperreaktion im Zuge der Impfung mit dem oralen Choleraimpfstoff (Shanchol®) untergliedert nach Altersgruppen; Chowdhury et al.; 2020; S. 6

	Ausgangswerte		14 Tage nach der ersten Impfdosis		28 Tage nach der zweiten Impfdosis	
	BI	PI	BI	PI	BI	PI
Erwachsene	$n_{BI} = 61$	$n_{PI} = 59$	$n_{BI} = 61$	$n_{PI} = 59$	$n_{BI} = 61$	$n_{PI} = 59$
O1 Inaba*	50,00	40,98	298,22	273,21	194,37	199,93
O1 Ogawa*	57,57	40,49	268,30	230,44	174,22	160,00
O139*	52,41	56,23	154,46	176,35	133,32	164,01
Ältere Kinder	$n_{BI} = 30$	$n_{PI} = 30$	$n_{BI} = 30$	$n_{PI} = 30$	$n_{BI} = 30$	$n_{PI} = 30$
O1 Inaba*	16,25	17,82	422,24	393,97	183,79	204,94
O1 Ogawa*	17,82	18,66	473,95	412,60	179,59	195,04
O139*	30,31	40,00	272,21	201,59	171,48	160,00
Kleinkinder	$n_{BI} = 30$	$n_{PI} = 30$	$n_{BI}= 30$	$n_{PI} = 30$	$n_{BI} = 30$	$n_{PI} = 30$
O1 Inaba*	9,09	10,49	369,34	118,88	148,55	90,54
O1 Ogawa*	10,24	9,76	360,62	152,27	181,08	148,55
O139*	33,84	13,97	457,99	185,62	220,74	124,91

Anmerkung: *humanmedizinisch bedeutsamste Isolate der Spezies *Vibrio cholerae* gehören zu den Serogruppen O1 und O139;
Legende: BI – Booster-Impfung; PI – Primäre Impfung

Die Ausgangswerte der vibriociden Antikörperreaktionen war bei Kleinkindern unter fünf Jahren signifikant niedriger als die der älteren Kinder und Erwachsenen. Chowdhury et al. (2020) erklären dies anhand geringerer, vorangegangener Expositionen von Kleinkindern gegenüber dem Erreger *Vibrio cholerae*. In Gebieten, in denen Cholera-Erkrankungen endemisch sind, kann bei älteren Kindern und Erwachsenen häufig eine wiederholte Exposition gegenüber *Vibrio cholerae* erfolgt sein. (vgl. Chowdhury et al.; 2020; S. 6) Die BI-Population wies im Vergleich zur PI-Population verstärkte Immunreaktionen, ermittelt durch die Messung vibriocider Antikörper, auf (vgl. Chowdhury et al.; 2020; S. 6). Die Studienergebnisse weisen darauf hin, dass bei Kleinkindern unter fünf Jahren, aufgrund der geringen protektiven Wirkung der Einzeldosen des oralen Choleraimpfstoffs eine erste Impfserie mit zwei Impfdosen in einem zeitlichen Intervall von zwei Wochen und anschließend eine Aktualisierungsimpfung mit einer Dosis nach drei Jahren notwendig ist (vgl. Qadri et al.; 2018; S. 8). Bei älteren Kindern und Erwachsenen könnten längere Intervalle bezüglich der Aktualisierungsimpfung ausreichend sein. (vgl. Chowdhury et al.; 2020; S. 8) Die Studienqualität der offenen, nicht-randomisierten, kontrollierten Studie von Chowdhury et al. (2020) wurde auf der Basis des Jadad-Scores bewertet. Insgesamt wurden 3 der 5 Items zu den Themen „Randomisierung", „Verblindung" und „Bericht über den Verbleib aller eingeschlossener Personen" mit „erfüllt" bewertet. Da weder Maßnahmen der Randomisierung noch der Verblindung vorgenommen wurden, wurden I1b und I2b als „nicht erfüllt" bewertet.

Salmonella typhi gilt in zentral-, süd- und südostasiatischen Ländern, u. a. Bangladesch, als relevanter Krankheitserreger schwerwiegender gastrointestinaler Infektionskrankheiten. Unzureichende sanitäre Bedingungen und mangelnde Lebensmittelhygiene sind wesentliche Faktoren in Bezug auf die Übertragung von *S. typhi* (vgl. Milligan et al.; 2018; S. 12). Die Optimierung sanitärer Infrastrukturen und die Schaffung verbesserter Lebensmittelhygiene- und Kontrollkonzepten gestaltet sich als langfristiger Prozess, der mit erheblichen materiellen, finanziellen und personellen Ressourcen einhergeht. In Ländern mit geringem bis mittlerem Einkommen, in denen Typhus häufig endemisch ist, stehen diese Ressourcen häufig nicht ausreichend zur Verfügung. Aus diesem Grund stellen Schutzimpfungen eine wirksame Strategie in Bezug auf die Prävention von Typhus-Erkrankungen und Typhus-bedingten Ausbruchsgeschehen dar. (vgl. Milligan et al.; 2018; S. 12) Gegenwärtig werden zwei Impfstoffe großflächig eingesetzt, weitere befinden sich in unterschiedlichen Entwicklungs- bzw. Zulassungsstadien (vgl. Milligan et al.; 2018; S. 1). Die systematische Übersichtsarbeit von Milligan et al. aus dem Jahr 2018 umfasst insgesamt 18 randomisierte kontrollierte Studien, die die protektive Wirksamkeit von vier verschiedenen Typhusimpfstoffen, inkl. unerwünschter Impfreaktionen, untersuchen (vgl. Milligan et al.; 2018; S. 15). Eingeschlossen wurden Studien, die in Typhus-endemischen Regionen, insbesondere in Süd- und Ostasien, Afrika, Lateinamerika und der Karibik (vgl. Milligan et al.; 2018; S. 23). Die Stichproben der Einzelstudien bestanden aus Personen bis zu einem Lebensalter von 55 Jahren, lediglich eine Studie untersuchte die protektive Wirksamkeit eines Typhus-Impfstoffs bei Kindern unter zwei Jahren (vgl. Milligan et al.; 2018; S. 16). Die nachfolgende Tabelle (Tabelle 4.4) bietet einen Überblick über relevante Eigenschaften der vier Typhus-Impfstoffe, deren protektive Wirksamkeiten in der systematischen Übersichtsarbeit von Milligan et al. (2018) untersucht werden.

Tabelle 4.4 Übersichtstabelle, Eigenschaften der Typhus-Impfstoffe Ty21a, Vi-Polysaccharid, Vi-rEPA und Vi-TT. (Eigene Darstellung in Anlehnung an Milligan et al.; 2018; S. 13 ff.)

Darreichungsform.	Anzahl Impfdosen	Dauer der Schutzwirkung	Geeignete Zielgruppe
Ty21a-Impfstoff (Lebensimpfstoff)			
Oral, Magensäure-resistente Kapsel oder flüssige Form (diese ist derzeit nicht verfügbar)	3 Dosen, im Abstand von 2 Tagen / 4 Dosen in Nord-amerika, im Abstand von 2 Tagen	Schutz setzt nach 10–14 Tagen nach der dritten Dosis ein, mindestens 3 Jahre,	Kinder über 6 Jahre (Magensäure-resistente Kapsel) Kinder über 2 Jahre (flüssige Form, keine ausreichende immunogene Wirksamkeit bei Kindern unter 2 Jahren)
Vi-Polysaccharid-Impfstoff (Totimpfstoff)			
Intramuskulär, Injektion	**1 Dosis Auffrischungsimpfung alle 3 Jahre**	Schutz setzt 7 Tage nach Impfung ein, maximale Schutzwirkung wird nach 28 Tagen erreicht, 3 Jahre	Kinder über 2 Jahre (keine ausreichende immunogene Wirksamkeit bei Kindern unter 2 Jahren)
Vi-rEPA-Impfstoff (modifizierter Vi-Impfstoff, Totimpfstoff)			
Intramuskulär, Injektion	2 Dosen, im Abstand von 6 Wochen	Ca. 2 Jahre, weitere Untersuchungen notwendig	Grundsätzlich ab 6. Lebensmonat immunogen, bisher ausschließlicher Einsatz bei Kindern über 2 Jahren, bisher kein Wirksamkeitsunter-suchungen bei Personen über 5 Jahren

(Fortsetzung)

Tabelle 4.4 (Fortsetzung)

Darreichungsform.	Anzahl Impfdosen	Dauer der Schutzwirkung	Geeignete Zielgruppe
Vi-TT (tetanus toxoid conjugated typhoid)-Impfstoff (PedaTyph, Typbar-TCV, Totimpfstoff)			
Intramuskulär, Injektion	2 Dosen (PedaTyph) 1 Dosis (Typbar-TCV)	Unsicher, min. 1 Jahr, weitere Untersuchungen notwendig	Kinder ab 6 Monaten – 12 Jahre, bisher kein Wirksamkeitsuntersuchungen bei Personen über 12 Jahren Typbar-TCV: Zulassung für Säuglinge und Kleinkinder in endemischen Gebieten (2018)

Entsprechend der Einzelstudien kann der Ty21a-Schluckimpfstoff 45 % aller Typhus-Infektionen im ersten Jahr (95 % CI = 14 %–65 %; n = 76.296), 59 % aller Typhus-Infektionen im zweiten Jahr (95 % CI = 43 %–71 %; n = 76.296) und 56 % aller Typhus-Infektionen im dritten Jahr (95 % CI = 24 %–75 %; n = 76.296) nach der Impfung verhindern. Die kumulative protektive Wirksamkeit über einen Zeitraum von 2,5 bis 3 Jahren lag für den Ty21a-Impfstoff bei 50 % (95 % CI = 35 %–61 %; 4 Studien; n = 235.239). Schwere und langfristige unerwünschte Impfreaktionen wurden im Vergleich zu dem eingesetzten Placebo nicht berichtet. (vgl. Milligan et al.; 2018; S. 20) Der Vi-Polysaccharid-Impfstoff bietet im ersten Jahr eine protektive Wirkung bei zwei Dritteln aller Typhus-Infektionen (69 %; 95 % CI = 63 %–74 %; 3 Studien; n = 99.979). Im zweiten Jahr des Follow-up-Zeitraums waren die Ergebnisse weniger eindeutig, es wurde eine protektive Wirksamkeit von 59 % (95 % CI = 45 %–69 %; 4 Studien; n = 194.969) und im dritten Jahr von 55 % (95 % CI = 30 %–70 %; 1 Studie; n = 11.384) in Bezug auf alle Typhus-Infektionen nachgewiesen. Die ermittelte kumulative Wirksamkeit des Vi-Polysaccharid-Impfstoffs über einen Zeitraum von 2,5 bis 3 Jahren lag bei 55 % (95 % CI = 30 %–70 %; 1 Studie; n = 11.384). Keine der eingeschlossenen Einzelstudien wies schwerwiegende oder langfristige, unerwünschte Impfreaktionen im Vergleich zu dem verwendeten Placebo nach. (vgl. Milligan et al.; 2018; S. 20 f.) Die Verabreichung des Vi-rEPA-Impfstoffs reduziert das Auftreten von Typhus-Infektionen im ersten Jahr um 94 % (95 % CI = 75 %–99 %; 1 Studie; n = 12.008) und im zweiten Jahr im 87 % (95 % CI = 75 %–99 %; 1 Studie; n = 12.008). Die kumulative protektive Wirksamkeit über einen Zeitraum von 2 Jahren lag bei 91 % (95 % CI = 78 %–96 %; 1 Studie; n = 12.008). Schwerwiegende oder langfristige, unerwünschte Impfreaktionen wurden im Zuge dieser Studie nicht berichtet. Zu beachten ist, dass die Wirksamkeit des Vi-rEPA bisher ausschließlich bei Kindern zwischen dem 2. und 5. Lebensjahr untersucht wurde. (vgl. Milligan et al.; 2018; S. 21) Die protektive Wirksamkeit des VI-TT-Impfstoffs (PedaTyph) wurde im Zuge einer cluster-randomisierten Studie bei Kindern im Alter von 6 Monaten bis 12 Jahren untersucht. Es konnte eine bereinigte Wirksamkeit von 94 % (95 % CI = -1 %–100 %; 1 Studie; n = 1625) ermittelt werden. Es lagen keine Meldungen schwerwiegender oder langfristiger, unerwünschter Impfreaktionen vor. (vgl. Milligan et al.; 2018; S. 21) Im Jahr 2017 empfahl eine strategisch beratende Expertengruppe der WHO den Einsatz des Typvar-TCV, einem Vi-TT-Impfstoffs für Kinder nach dem 6. Lebensmonat in Typhus-endemischen Gebieten (vgl. Milligan et al.; 2018; S. 22). Aufgrund der nachgewiesenen unsicheren Wirksamkeit sind weitere Studien zeitnah erforderlich, bisher liegen nur für PedaTyph Wirksamkeitsnachweise vor. Die Impfstoffe Ty21a (oral, drei Impfdosen) und

Vi-Polysaccharid (Injektion, Einzeldosis) sind gegenwärtig die Impfstoffe, die großflächig zur Prävention von Typhus bei Erwachsenen und Kindern über zwei Jahren eingesetzt werden. Bei Säuglingen und Kleinkindern unter zwei Jahren besteht keine ausreichend immunogene Wirksamkeit. (vgl. Milligan et al.; 2018; S. 13). Aus diesem Grund ist die Untersuchung der beiden neuartigen Impfstoffe Vi-rEPA und Vi-TT notwendig, die bei Kindern ab dem 6. Lebensmonat immunogen sind und dadurch in das erweiterte Impfprogramm für Kleinkinder, insbesondere in Typhus-endemischen Gebieten aufgenommen werden könnten (vgl. Milligan et al.; 2018; S. 13). Entscheidend für einen effektiven und großflächigen Einsatz von Impfstoffen sind sowohl die Kosten, die Verfügbarkeit der Impfstoffe sowie eine unkomplizierte Implementierung, u. a. durch eine geringe Anzahl notwendiger Impfdosen zur Erreichung eines ausreichenden Impfschutzes. Dies sollte bei der Implementierung von Impfkampagnen, insbesondere in Flüchtlingslagern, Beachtung finden. (vgl. Milligan et al.; 2018; S. 23) Erkenntnisse in Bezug auf den Herdenschutz bei Typhus-Impfstoffen liegen bisher nicht ausreichend vor (vgl. Milligan et al.; 2018; S. 22). Durch die Ermittlung von nach Altersgruppen stratifizierten Ergebnissen hinsichtlich der Wirksamkeit der verschiedenen Impfstoffe, können zielgruppenspezifische Impfkampagnen, z. B. für Schul- und Kleinkinder, implementiert werden (vgl. Milligan et al.; 2018; S. 23 f.). Die Studienqualität der systematischen Übersichtsarbeit von Milligan et al. (2018) wurde auf der Basis der AMSTAR 2-Checkliste mit „moderate Qualität" bewertet. Alle als kritisch bewerteten Items wurden im Zuge dieser systematischen Übersichtsarbeit erfüllt.

4.2.5 Befunde im Hinblick auf Hygieneförderung

Maßnahmen der Hygieneförderung stellen in Bezug auf die Prävention gastrointestinaler Infektionen in Flüchtlingslagern einen relevanten Bestandteil dar. Die Implementierung von flächendeckenden Maßnahmen der Hygieneförderung erfolgt häufig schrittweise, sodass eine Verbesserung der hygienerelevanten Verhältnisse häufig erst nach einer gewissen Zeit nachweisbar ist. Aus diesem Grund wurde die Querschnittstudie von Faruque et al. aus dem Jahr 2022 über einen Zeitraum von drei Jahren in den Rohingya-Flüchtlingslagern in Cox's Bazar, Bangladesch, insbesondere Kutupalong, angelegt (vgl. Faruque et al.; 2022; S. 8). Untersucht wurde dabei die gegenwärtige WaSH-Situation und deren Entwicklung, sowie relevante Risikofaktoren von gastrointestinalen Infektionen (vgl. Faruque et al.; 2022; S. 1). Die Stichprobengröße entsprach n

= 4550 Teilnehmer*innen, die aufgrund von Durchfallerkrankungen medizinische Versorgung innerhalb der Durchfallbehandlungszentren (DTC) Anspruch nahmen (vgl. Faruque et al.; 2022; S. 1). Im Zuge der Prävention von Durchfallerkrankungen, insbesondere Infektionen mit *Vibrio cholerae*, wurde den UNICEF und das internationale Center für Durchfallerkrankungen (icddr) in Bangladesch einbezogen. Diese beiden Institutionen etablierten eine groß angelegte Impfkampagne mit oralen Choleraimpfstoffen (OCV) sowie die Implementierung der DTCs in den Flüchtlingslagern. (vgl. Faruque et al.; 2022; S. 3) Durch die Behandlungszentren kann eine zeitnahe Identifikation von Krankheitserregern, die Ausbruchsgeschehen verursachen können, sichergestellt werden, insbesondere durch die gleichzeitige Implementierung eines Frühwarn- bzw. Surveillancesystems. Im Zuge der Tätigkeit der DTCs konnten relevante Risikofaktoren für Durchfallerkrankungen ermittelt werden. (vgl. Faruque et al.; 2022; S: 4) Der Konsum von Wasser aus nicht leitungsgebundenen Brunnen (AOR = 0,42; 95 % CI = 0,36–0,50), unzureichende Händehygiene nach der Nutzung von Sanitäranlagen (AOR = 2,19; 95 % = 1,47–3,28), die Nutzung unsicherer Sanitäranlagen oder kein Zugang zu sanitären Anlagen (AOR = 0,49; 95 % CI = 0,41–0,58), sowie ein geringer Bildungsstatus der Eltern (AOR = 0,59; 95 % CI = 0,48–0,70) (vgl. Faruque et al.; 2022; S. 9). Zusätzlich weisen Faruque et al. (2022) darauf hin, dass eine Kombination aus einem verbesserten Zugang zu Trinkwasser, sicheren Sanitäranlagen und Maßnahmen der allgemeinen Hygieneförderung relevante Faktoren bei der langfristigen Aufrechterhaltung der Gesundheit darstellen. Die Etablierung einer guten Hygienepraxis kann langfristig eine hygienische Nutzung von relevanten Infrastrukturen ermöglichen und dadurch das Auftreten von Infektionskrankheiten reduzieren. (vgl. Faruque et al.; 2022; S. 10) Gleichzeitig empfehlen Faruque et al. ein schrittweises Vorgehen bei der Implementierung von Hygieneförderungsmaßnahmen: 1. Schritt: Eine zeitnahe Reaktion auf akute Gesundheitsgefahren durch Infektionskrankheiten durch schnelle aber kurzfristige Maßnahmen, 2. Schritt: Die Umsetzung von langfristigen, partizipativen Ansätzen, die zu einer nachhaltigen Reduktion von Infektionskrankheiten in den Flüchtlingslagern beitragen. (vgl. Faruque et al.; 2022; S. 10) Die Maßnahmen der Hygieneförderung sollten zusätzlich immer unter der Berücksichtigung der Verfügbarkeit hygienerelevanter Ressourcen implementiert und nicht einmalig durchgeführt werden. Der regelmäßige Austausch mit der Zielpopulation kann eine langfristige Motivation und Aufrechterhaltung der hygienefördernden Maßnahmen sichern. (vgl. Faruque et al.; 2022; S. 11 f.) Die Berichtsqualität der Querschnittstudie von Faruque et al. (2022) wurde auf der Basis des STROBE-Statements bewertet. Insgesamt wurden 17 der 22 Items mit „erfüllt" und zwei

Items mit „teilweise erfüllt" (I12, I13) bewertet. Item 9, Item 10, und Item 17 wurden als „nicht erfüllt" bewertet.

Hinsichtlich der Planung und Gestaltung von hygienefördernden und wirksamen Maßnahmen, ist die Informationsvermittlung ein wesentlicher Bestandteil. Durch sie kann eine effiziente Nutzung von hygienerelevanten Infrastrukturen sichergestellt werden. Die systematische Übersichtsarbeit von Anthonj et al. aus dem Jahr 2022, basierend auf 187 Einzelstudien, schafft einen Überblick über wirkungsvolle Strategien zur Vermittlung von WaSH-spezifischen Inhalten und hinsichtlich der Steigerung der Risikowahrnehmung in Bevölkerungsgruppen (vgl. Anthonj et al.; 2022; S. 2 f.). Im Zuge der Analyse der Einzelstudien wurde festgestellt, dass die Wahrnehmung von hygienerelevanten Risiken durch geografische, sozioökonomische, geschlechtsspezifische und kulturelle Faktoren beeinflusst wird (vgl. Anthonj et al.; 2022; S. 18). Hinsichtlich der Gestaltung von Aufklärungskampagnen konte bei verschiedenen Ansätzen, insbesondere bei multimedialen Präsentationen in Kombination mit mündlichen Erklärungen, Gemeindeversammlungen und Hausbesuchen, positive Effekte verzeichnet werden (vgl. Anthonj et al.; 2022; S. 19). Hygienerelevante Risiken sollten dabei klar beschrieben werden. Zusätzlich sollte bei der Vermittlung auf zielgruppenrelevante Informationen, in verständlicher Sprache, basierend auf kulturell und sozial geltenden Normen, Wert gelegt werden. In Settings, in denen saisonbedingt häufig Interventionen implementiert werden, wird empfohlen weitere Präventionsaktivitäten außerhalb der Hochphasen zu planen. Dadurch kann die Wirksamkeit wesentlich beeinflusst werden. Lokale, soziokulturelle und religiöse Aspekte können durch die Nutzung bereits bestehender Bildungssysteme im Zuge der Implementierung von Hygieneförderungsmaßnahen berücksichtigt werden. (vgl. Anthonj et al.; 2022; S. 19) Zusammenfassend empfehlen Anthonj et al (2022) auf der Basis der Ergebnisse der Einzelstudien sowohl in der Forschung als auch in der praktischen Umsetzung die Implementierung frühzeitiger und kultursensibler Hygieneförderungsmaßnahmen (vgl. Anthonj et al.; 2022; S. 19). Die Autor*innen weisen ebenfalls darauf hin, dass für eine nachhaltige und langfristige Veränderung bestehender Hygienepraktiken neben der Vermittlung von zielgruppenspezifischen und kultursensiblen Informationen, die Bereitstellung von hygienerelevanten Produkten und Infrastrukturen, u. a. durch verantwortliche nationale und internationale Akteure, notwendig ist (vgl. Anthonj et al.; 2022; S. 21). Die Studienqualität der systematischen Übersichtsarbeit von Anthonj et al. (2022) wurde auf der Basis der AMSTAR 2-Checkliste mit „niedrige Qualität" bewertet. Das als kritisch bewertete Item 2, Überprüfungsmethoden wurden vor der Überprüfung festgelegt, Vorhandensein eines Prüfprotokolls sowie die Begründung relevanter Prüfprotokollabweichungen, wurde nicht erfüllt. Das als kritisch bewertete Item 7, Vorhandensein einer Liste der ausgeschlossenen Studien inkl. Begründung des Ausschlusses, wurde nicht erfüllt.

Ergänzend in Bezug auf die in der Studie von Anthonj et al (2022) gewonnenen Erkenntnisse in Hinblick auf die Kombination von verhältnis- und verhaltenspräventiven Ansätzen der Hygieneförderung, kann die Querschnittstudie von White et al. aus dem Jahr 2022 herangezogen werden. Dabei wurde in Flüchtlingslagern in Äthiopien (n = 48), der Demokratischen Republik Kongo (n = 48) und in Bangladesch (n = 55), dort in drei Subcamps der Rohingya-Flüchtlingslager in Cox´s Bazar, die Kombination aus Schulungsmaßnahmen und dem zur Verfügung stellen von hygienerelevanten, materiellen Ressourcen untersucht. (vgl. White et al.; 2022; S. 6) Dabei wurden die Oxfam-Handwaschstationen in den Settings zur Verfügung gestellt und eine qualitative Bewertung auf der Basis von Interviews, Fokusgruppendiskussionen und Beobachtungen durchgeführt (vgl. White et al.; 2022; S. 3 f.). Die Stichprobengröße bestand aus 151 Teilnehmer*innen der Flüchtlingsgemeinschaft, die hinsichtlich ihrer Erfahrungen mit dem Programm befragt wurden, sowie 19 Mitarbeiter*innen des WaSH-Sektors, d. h. der öffentlichen Gesundheit und des Hygieneingenieurwesens (vgl. White et al.; 2022; S. 6). Die Platzierung der Handwascheinheiten war in den Ländern unterschiedlich: Während in Bangladesch und Äthiopien diese vorwiegend in privaten Haushalten und gemeinschaftlich genutzten Sanitäranlagen eingesetzt wurden, erfolgte eine Platzierung der Handwaschstationen in der Demokratischen Republik Kongo in öffentlichen Bereichen (vgl. White et al.; 2022; S. 7). Im Zuge der Implementierung konnten Faktoren identifiziert werden, die Einfluss auf die Wirksamkeit hatten und im Zuge zukünftiger Hygieneförderungsmaßnahmen in humanitären Kontexten berücksichtigt werden sollten. Die Schulungsmaßnahmen wurden auf der Grundlage eines Multiplikatoren-Ansatzes durchgeführt, wobei die Multiplikatoren mittels einer Online-Unterweisung auf der Basis einer PowerPoint-Präsentation und Leitfäden vorbereitet wurden. Die folgenden Herausforderungen konnten dabei im Zuge der qualitativen Analyse durch White et al. (2022) identifiziert werden: 1. Sprachliche Barrieren, aufgrund der Unterweisung des Personals in englischer Sprache, 2. Eine unzureichende Internetverbindung, die die Teilnahme an der Online-Unterweisung erschwerten oder vollständig verhinderten, 3. Die einmalige Unterweisung, die insbesondere bei neuartigen Ansätzen als nicht ausreichend wahrgenommen wurde, 4. Allgemeine, nicht an den jeweiligen Kontext bzw. an das jeweilige Flüchtlingslager angepasste Schulungen, sowie 5. Ein geringer Einsatz von praxisnahen Schulungsinhalten, keine Verwendung von Videos, die die Nutzung der Handwascheinheiten anschaulich darstellen könnten. (vgl. White et al.; 2022; S. 8 ff.) Auch in Hinblick auf die Nutzung der

Handwascheinheiten konnten White et al. (2022) relevante Faktoren identifizieren: 1. Die Sicherstellung von ausreichend qualitativ hochwertigem Wasser für die Handwascheinheiten ist in schwer zugänglichen Bereichen schwierig, 2. Die Materialauswahl hat einen Einfluss auf die Stabilität, Wetterbeständigkeit, langfristige Nutzbarkeit auch bei häufiger Nutzung und die notwendigen finanziellen Ressourcen, 3. Ein erhöhter Platzbedarf aufgrund der Gestaltung der Wascheinheiten, 4. Die lokale Verfügbarkeit von Ersatzteilen bei Defekten, sowie 5. Eine Festlegung der Verantwortlichkeiten hinsichtlich Befüllung, Wartung und Instandhaltung der Handwascheinheiten. Das zur Verfügung stellen der notwendigen Materialien für die Handwascheinheiten sowie die konsequente Zusammenarbeit zwischen den Mitarbeiter*innen des WaSH-Sektors und der eigentlichen Zielpopulation wurden als Faktoren wahrgenommen, die einen positiven Einfluss auf die Zielgruppenakzeptanz des Ansatzes hatten. (vgl. White et al.; 2022; S. 9 ff.) White et al (2022) weisen im Zuge ihrer qualitativen Analyse zusätzlich darauf hin, dass eine Betätigung der Handwascheinheit ohne Handkontakt, z. B. per Fuß, eine Kontamination der Wascharmaturen verhindern könnte, dafür ist eine Umgestaltung der Konstruktion notwendig. (vgl. White et al.; 2022; S. 8 f.) In der Vergangenheit wurde die Sicherstellung von hygienerelevanten Infrastrukturen und Maßnahmen der Hygieneförderung als unterschiedliche und unabhängige Themenbereiche mit unterschiedlichen Akteuren betrachtet. Die Querschnittstudie von White et al. aus dem Jahr 2022 verdeutlicht die Notwendigkeit einer verstärkten Verknüpfung dieser Bereiche, durch kreative, theorie-basierte Interventionen und kontextspezifischen Anpassungen. (vgl. White et al.; 2022; S. 11 ff.) Die Berichtsqualität der Querschnittstudie von White et al. (2022) wurde auf der Basis des STROBE-Statements bewertet. Insgesamt wurden 15 der 22 Items mit „erfüllt" und zwei Items mit „teilweise erfüllt" (I12, I13) bewertet. Item 7 Item 9, Item 10, Item 14 und Item 17 wurden als „nicht erfüllt" bewertet.

4.3 Diskussion

4.3.1 Zusammenfassung der zentralen Ergebnisse

In Abschnitt 4.2. „Darstellung der ermittelten Maßnahmen der Verhältnisprävention" wurden Maßnahmen zur Reduktion gastrointestinaler Infektionskrankheiten für das Setting Flüchtlingslager, basierend auf existierenden wissenschaftlichen Publikationen, wiedergegeben. Dabei wurden Interventionen basierend auf den thematischen Schwerpunkten Lebens- und Wohnverhältnisse, Trinkwasser- und

Lebensmittelhygiene, Sanitärhygiene, Abfall- und Abwasserinfrastrukturen, Vektorenkontrollmaßnahmen, bzw. Hausfliegenkontrollmaßnahmen, Schutzimpfungen und Hygieneförderung fokussiert. Zusammenfassend konnten die folgenden zentralen Erkenntnisse ermittelt werden:

- Qualitativ hochwertiges Wasser in ausreichenden Mengen und barrierefreie und sichere sanitäre Infrastrukturen stellten eine Grundvoraussetzung für Präventionsmaßnahmen gastrointestinaler Infektionskrankheiten dar (vgl. Sharma Waddington et al., 2023, S. 11 ff.; Bauza et al., 2023, S. 31 f.).
- Maßnahmen der Hygieneförderung sichern, aufbauend auf Gewährleistung hygienerelevanter Strukturen, langfristig einen sicheren Umgang, sodass eine sichere und gesundheitsfördernde Lebenswelt langfristig ermöglicht wird (vgl. Faruque et al.; 2022; S. 10).
- Schutzimpfungen, insbesondere gegen relevante Erreger gastrointestinaler Infektionskrankheiten, ermöglichen eine zeitnahe Reaktion auf drohende oder bereits bestehende Ausbruchsgeschehen, insbesondere in endemischen und ressourcenarmen Settings (vgl. Qadri et al.; 2018; S. 1 f.). Im Hinblick auf die Planung und Implementierung von Impfkampagnen sollte die Zielgruppe über den gesamten Prozess hinweg einbezogen und kulturelle, soziale sowie religiöse Aspekte berücksichtigt werden (vgl. Jalloh et al.; 2019; S. 9 f.)
- Ein schrittweises Vorgehen bei der Implementierung von Präventionsmaßnahmen, d. h. die zeitnahe Implementierung kurzfristiger, nicht-partizipativer Interventionen und darauf aufbauend die Planung, Implementierung und Evaluation langfristiger partizipativer Ansätze, eine wirksame und von den relevanten Zielgruppen akzeptierte Vorgehensweise gewährleisten (vgl. Faruque et al.; 2022; S. 10).

4.3.2 Diskussion der Ergebnisse

Im Zuge dieser systematischen Übersichtsarbeit erfolgte eine Untersuchung verschiedener thematischer Schwerpunkte, die auf der Ebene der Verhältnisprävention die Entstehung und Verbreitung gastrointestinaler Infektionskrankheiten in Flüchtlingslagern, insbesondere den Rohingya-Flüchtlingslagern in Cox's Bazar, Bangladesch, z. B. Kutupalong, reduzieren oder verhindern können. Die Ausarbeitung dient der Schaffung eines Überblicks über relevante Ansatzpunkte. In Hinblick auf zukünftige Forschungsarbeiten, die sich der vertiefenden Untersuchung der aufgeführten Themenbereiche widmen, sollten sowohl einzelne Studien als auch systematischer Übersichtsarbeiten fokussiert werden. Hierdurch kann eine wachsende wissenschaftliche Grundlage für die Planung, Implementierung und Evaluation bevorstehender Präventionskonzepte geschaffen werden. Im Zuge des Rechercheprozesses dieser systematischen Übersichtsarbeit wurden Unterschiede hinsichtlich der Qualität und Quantität existierender Studien zu den betrachteten thematischen Schwerpunkten identifiziert. Die Tabelle „Tabellarische Darstellung der Themenschwerpunkte der identifizierten und in der Studienarbeit eingeschlossenen Publikationen" in Anhang 6 des elektronischen Zusatzmaterials, dient der strukturierten Darlegung der Themenschwerpunkte der einzelnen wissenschaftlichen Arbeiten. Erkennbar ist hierbei, dass insbesondere die Anzahl an Publikationen zu Lebens- und Wohnverhältnissen, der Hygienepolitik, der Abfall- und Abwasserinfrastruktur und den Fliegen- bzw. Vektorenkontrollmaßnahmen zur Prävention gastrointestinaler Infektionskrankheiten in Flüchtlingslagern begrenzt ist, hier besteht weiterhin ein relevanter Forschungsbedarf. In Bezug auf die Trinkwasser- und Sanitärhygiene, sowie zu Schutzimpfungen konnte eine erhöhte Anzahl an Einzelstudien und hochwertigen systematischen Übersichtsarbeiten ermittelt und eingeschlossen werden. Randomisierte kontrollierte Studien (RCTs) und kontrollierte Studien konnten lediglich zu dem Themenschwerpunkt „Schutzimpfungen" identifiziert werden, jedoch ebenfalls in geringer Anzahl (vgl. Qadri et al., 2018; Chowdhury et al.; 2020). Gründe für die geringe Anzahl an Studien, die diesem Studiendesign entsprachen könnten einerseits begrenzte verfügbare Ressourcen und die Nicht-Eignung des Studiendesigns von RCTs für die betrachteten thematischen Schwerpunkte und das Setting sein. Die aufgeführten verhältnispräventiven Maßnahmen eignen sich in begrenzter Weise für Prozesse der Randomisierung und Verblindung, sodass häufig auf andere Studiendesigns zurückgegriffen wurde. Im Zuge des Rechercheprozesses wurden besonders häufig Querschnittstudien identifiziert, in Abschnitt 3.3.3. „Limitation und Reflexion der Methodik und der Ergebnisse" werden die Eigenschaften dieses und weiterer eingeschlossener Studiendesigns dargestellt. Die verwendeten Erhebungsmethoden waren, je nach thematischem Schwerpunkt, Interviews, in der Regel basierend auf halb-standardisierten Fragebögen, Fragebögen unabhängig von Interviews, Fokusgruppendiskussionen, mikrobiologische Proben von Händen, Trinkwasser, Lebensmitteln und Flächen, sowie immunologische Parameter hinsichtlich der protektiven Wirksamkeit von Schutzimpfungen, z. B. in Form von vibriociden Antikörperreaktionen. Zu den häufigsten Erhebungsmethoden, insbesondere aufgrund der erhöhten Anzahl eingeschlossener Querschnittstudien, waren halb-standardisierte Fragebögen, Fragebögen unabhängig von Interviews und Fokusgruppendiskussionen, deren Eigenschaften im Hinblick auf die Entstehung systematischer Fehler in Abschnitt 4.3.3. vertiefend diskutiert werden.

Die Bewertung der methodischen Qualität bzw. Berichtsqualität der Einzelstudien und systematischen Übersichtsarbeiten erfolgte, entsprechend des jeweils vorliegenden Studiendesigns, durch die Anwendung anerkannter Checklisten und Statements. Zur Bewertung der methodischen Qualität von systematischen Übersichtsarbeiten wurde die AMSTAR 2-Checkliste verwendet. Im Zuge der Qualitätsbewertung der eingeschlossenen systematischen Übersichtsarbeiten lag bei vier der acht Publikationen eine „moderate Qualität" und bei den weiteren vier Veröffentlichungen eine „geringe Qualität" vor.

Item 7 „Vorhandensein einer Liste der ausgeschlossenen Studien, sowie eine Begründung der Ausschlüsse", das als kritisches Item gilt, wurde von vier der acht eingeschlossenen systematischen Übersichtsarbeiten nicht erfüllt. Aufgrund der kritischen Einstufung und Gewichtung dieses Items, konnte dadurch für diese Studien lediglich eine geringe Qualität im Zuge der Qualitätsbewertung erzielt werden. Item 10 „Bericht über die Finanzierungsquellen der eingeschlossenen Einzelstudien" wurde durch acht der acht eingeschlossenen systematischen Übersichtsarbeiten nicht erfüllt. Da bei vier der acht eingeschlossenen systematischen Übersichtsarbeiten keine Meta-Analyse durchgeführt wurde, konnten die Items 11 „Durchführung einer Meta-Analyse und die Verwendung geeigneter statistischer Methoden", Item 12 „Wenn eine Metaanalyse durchgeführt wurde, die Bewertung des Risk of Bias der Einzelstudien auf die Ergebnisse der Meta-Analyse", sowie Item 15 „Angemessene Untersuchung und Diskussion des Publikationsbias und dessen wahrscheinlicher Einfluss auf die Ergebnisse der Übersichtsarbeit" grundsätzlich nicht erfüllt werden. (vgl. Shea et al.; 2017) Eine Übersicht der erfüllten, teilweise erfüllten und nicht erfüllten Items der AMSTAR 2-Checkliste der eingeschlossenen systematischen Übersichtsarbeiten wurde in Anhang 1 b des elektronischen Zusatzmaterials hinterlegt.

Die Bewertung der methodischen Qualität der eingeschlossenen kontrollierten Studien erfolgte auf der Basis der Jadad-Skala bzw. des Jadad-Scores. Erkennbar war dabei, dass die Thematisierung einer Randomisierung (I1a) und Verblindung (I2a) in beiden eingeschlossenen kontrollierten Studien erfolgt ist. Die Verwendung einer angemessenen Methode zur Randomisierung (I1b) und Verblindung (I2b) weniger konsequent angegeben wurde und lediglich in der randomisierten kontrollierten Studie von Qadri et al. (2018) vorhanden ist. (vgl. Jadad et al., 1996, S. 7 ff., Halpern, S. H., Douglas, J., 2005, S. 237 f.) Eine Übersicht der erfüllten und nicht erfüllten Items des Jadad-Scores der eingeschlossenen kontrollierten Studien wurde in Anhang 2 b des elektronischen Zusatzmaterials hinterlegt.

Im Hinblick auf die Bewertung der Berichtsqualität von Beobachtungsstudien wurde das STORBE-Statement angewandt. Häufig nicht erfüllte oder lediglich teilweise erfüllte Items waren über alle eingeschlossenen Beobachtungsstudien hinweg Item 7 „Definition aller Ergebnisse, Expositionen, potenzieller Störfaktoren, Effektmodifikatoren usw.", Item 9 „Beschreibung aller Maßnahmen zur Vermeidung potenzieller Verzerrungen (und deren Ursachen)", Item 10 „Darstellung des Verfahrens zur Ermittlung der Studiengröße", sowie Items 17 „Berichte über zusätzlich durchgeführte Analysen, z. B. Subgruppen- und Wechselwirkungsanalysen und Sensitivitätsanalysen". Item 12 und Item 13 wurden aufgrund fehlender Angaben hinsichtlich Sensitivitätsanalyse, dem Umgang mit fehlenden Daten und dem Fehlen eines Flussdiagramms zur Darstellung der Teilnehmeraufnahme und -ausschlusses häufig als „teilweise erfüllt" bewertet. (vgl. STROBE Initiative; 2004) Eine Übersicht der erfüllten, teilweise erfüllten und nicht erfüllten Items des STROBE-Statements der eingeschlossenen Beobachtungsstudien wurde in Anhang 3 b des elektronischen Zusatzmaterials hinterlegt. Bezugnehmend auf die Ausarbeitung zukünftiger Publikationen sollten verstärkt anerkannte Checklisten, Statements und Skalen orientierend vor der Veröffentlichung herangezogen werden, auch wenn dies nicht dem primären Verwendungszweck dieser Ausarbeitungen entspricht. Die Nicht-Angabe relevanter Informationen kann dadurch verhindert und die Vergleichbarkeit und Transparenz in wissenschaftlichen Arbeiten gefördert werden.

Grundsätzlich ist anzumerken, dass die untersuchten verhältnispräventiven Maßnahmen und die Ergebnisse der eingeschlossenen Einzelstudien und systematischen Übersichtsarbeiten den ursprünglichen Erwartungen entsprechen. Positiv wahrgenommen wurde das vorhandene Bewusstsein für die Relevanz der Verfügbarkeit von Wasser für die konsequente Sicherstellung von ygiene-relevanten Maßnahmen, die Zielgruppenpartizipation und Berücksichtigung sozialer, kultureller und religiöser Einflussfaktoren hinsichtlich der Planung, Kommunikation und Implementierung verhältnispräventiver Maßnahmen (vgl. Sharma Waddington et al., 2023, S. 1 f.; Anthonj et al., 2022, S. 19; White et al., 2022, S. 7 f.). Die verwendeten Studiendesigns, d. h. viele Beobachtungsstudien, insbesondere Querschnittstudien, und wenige Interventionsstudien, die die protektive Wirksamkeit von Präventionsmaßnahmen untersuchten, entsprechen nicht den ursprünglichen Erwartungen. Trotz der weltweit ansteigenden Zahl an Flüchtlingen, die häufig langfristig oder temporär in Flüchtlingslagern leben, ist der gesundheitliche Einfluss dieser Settings, nicht ausreichend untersucht. Insbesondere der Einbezug existierender, theoretischer Modelle, z. B. den Phasen von Flucht und Migration und deren Auswirkungen auf das Gesundheits- und Krankheitsgeschehen, sowie das Dahlgren-Whitehead-Modell über die Determinanten von Gesundheit, ist in zu geringem Maß vorhanden (vgl. Zimmerman, Kiss, Hossain, 2017, S. 5; Dahlgren, Whitehead, 2007, S. 11; Klemperer et al.,

2020, S. 23 ff.). Dabei bieten diese Modelle eine relevante wissenschaftliche Basis für die Konzeption zukünftiger Präventionsmaßnahmen. Zu berücksichtigen gilt auch, dass Flüchtlingslager als gesundheitsrelevante Settings sich grundlegend von anderen Lebenswelten unterscheiden und deshalb von einer externen Validität gerade bei verhältnisbasierten Präventionsmaßnahmen nicht zwangsläufig ausgegangen werden kann. Aus diesem Grund sind zukünftig verstärkt Interventionsstudien notwendig, die sowohl in Bezug auf einzelne als auch Flüchtlingslager-übergreifend die Funktionsweise und protektive Wirksamkeit von verhältnispräventiven Interventionen untersuchen. Der Einbezug der theoretischen Modelle, die in Kapitel 1 „Theoretischer Hintergrund" dargestellt wurden, fördern auch die Erreichung und langfristige Einhaltung geltender humanitärer und gesundheitsrelevanter Forderungen, die im Zuge von Handbüchern, Leitlinien und Strategiepapieren existent sind. Konkrete Handlungsempfehlungen werden im Zuge des Abschnitts 4.3. „Diskussion" nicht genannt, diese folgen separat in Kapitel 5 „Handlungsempfehlungen".

4.3.3 Limitation und Reflexion

4.3.3.1 Limitation durch die infektionsepidemiologische Ausgangs-situation

Die vorhandenen Studien, die zur Darstellung des infektionsepidemiologischen Hintergrunds herangezogen werden, weisen Limitationen auf, die zu einer systematischen Verzerrung der Daten beitragen. In Bezug auf die Angaben des Gesundheitsinformationssystems (HIS) des UNHCR ist zu beachten, dass es routinemäßig in Flüchtlingslagern mit mehr als 10.000 Personen eingesetzt wird und dadurch von 67 % der in den Lagern lebenden Bevölkerung Informationen zu Ausbruchsgeschehen und der gesundheitlichen Situation zur Verfügung stehen. Flüchtlingscamps mit weniger als 10.000 Bewohner*innen oder Flüchtlingen, die außerhalb von Flüchtlingslagern untergebracht sind, werden routinemäßig nicht erfasst, stellen jedoch aufgrund von strukturellen Mängeln, u. a. in Bezug auf die Trinkwasserversorgung, Zugang zu Sanitäranlagen und der Abwasserentsorgung, relevante Settings in Bezug auf die Entstehung von Ausbruchsgeschehen dar. (vgl. Altare et al.; 2019; S. 2) Spezifische Angaben zu Geschlecht und Alter der erkrankten Personen werden in den Abschlussberichten des UNHCR nicht zur Verfügung gestellt, da diese auf globaler Ebene nicht erfasst werden. (vgl. Altare et al.; 2019; S. 6) Bei der Erfassung von Ausbruchsgeschehen in Flüchtlingslagern mithilfe des Gesundheitsinformationssystems ProMED, erfolgte eine regelmäßige Meldung von Ausbrüchen überwiegend in Ländern, die einen fortschrittlichen und zuverlässigen Internetzugang aufweisen, da dadurch die Nutzung digitaler Meldesysteme wesentlich beeinflusst wird (vgl. Altare et al.; 2019; S. 6). Durch die häufig nicht vorliegenden Untersuchungen von Durchfallerkrankungen, fehlen Mechanismen, die eine Identifikation von Cholera-Erkrankungen ermöglichen. Dies hat zur Folge, dass Cholera-Erkrankungen als akute, wässrige Diarrhöen erfasst und dadurch das Auftreten von Ausbruchsgeschehen im Zusammenhang mit *Vibrio cholerae* unterschätzt werden. (vgl. Altare et al.; 2019; S. 6) (vgl. Desai et al.; 2020; S. 8) Vorhandene Studien lediglich bieten lediglich einen Überblick in Bezug auf das Krankheitsgeschehen in Flüchtlingslagern. Migrationsmuster und -gründe, die sich sowohl im zeitlichen Verlauf als auch im Vergleich verschiedener Flüchtlingslager unterscheiden, können Einfluss auf die infektionsepidemiologische Situation haben und finden bisher keine ausreichende Berücksichtigung (vgl. Desai et al.; 2020; S. 9).

4.3.3.2 Limitation und Reflexion der Methodik und der Ergebnisse

Die vorliegende systematische Übersichtsarbeit und die darin eingeschlossenen Einzelstudien weisen einige Limitationen auf, die im Zuge dieses Kapitels dargestellt werden. Die 19 eingeschlossenen Studien zeichnen sich durch eine hohe Variabilität in den Studiendesigns und teilweise auch in Bezug auf die Studienpopulationen aus. Aufgrund dieser Heterogenität, ist eine Vergleichbarkeit der Studien eingeschränkt möglich, auf eine Metaanalyse wird deshalb grundsätzlich verzichtet. Zusätzlich sind auch die behandelten thematischen Schwerpunkte der Einzelstudien unterschiedlich, sodass auch eine inhaltliche Vergleichbarkeit begrenzt möglich ist.

Bei acht der 19 eingeschlossen wissenschaftlichen Arbeiten wurde als Studiendesign eine Querschnittstudie gewählt. Querschnittstudien sind unkompliziert in der Planung und Implementierung und erfordern meist begrenzte finanzielle, materielle und personelle Ressourcen, bei einer bei einer großen Anzahl erhobener Datensätze. Sie bilden jedoch lediglich eine Momentaufnahme ab, Ursachen-Wirkungs-Zusammenhänge können nicht ausreichend belegt werden. Durch die Implementierung von Längsschnittstudien, bei denen mehrere Messungen über einen vorab definierten Zeitraum hinweg durchgeführt und die Messergebnisse miteinander verglichen werden, hätten zeitliche Entwicklungen und Veränderungen dargestellt werden können. Dies kann insbesondere bei langfristigen Präventionsprogrammen zielführend sein. Je nach verwendeter Rekrutierungsstrategie besteht, insbesondere bei der Selbstauswahl der Studienteilnehmer*innen, ein erhöhtes Risiko für die Entstehung eines Selection

Bias, d. h. konkret bei dieser Thematik, dass Personen, die ein erhöhtes Interesse und Kenntnisse in den Bereichen Hygiene und Infektionsschutz aufweisen, häufiger zur Teilnahme an Studien mit diesem thematischen Schwerpunkt bereiterklären. Eine der 19 eingeschlossenen wissenschaftlichen Arbeiten weist als Studiendesign eine Fall-Kontroll-Studie auf. Sowohl Fall-Kontroll-Studien als auch Querschnittstudien gehören zur Hauptgruppe der retrospektiven Studien, die ein erhöhtes Risiko für die Entstehung eines Recall- bzw. Erinnerungsbias aufweisen, d. h. Studienteilnehmer*innen erinnern sich nicht mehr präzise an zurückliegende Ereignisse, relevante Informationen werden deshalb nicht berichtet. Häufig verwendete Datenerhebungsmethoden, insbesondere in den eingeschlossenen Querschnittstudien und der Fall-Kontroll-Studie, sind Umfragen basierend auf halb-standardisierten Fragebögen, Interviews, Befragungen relevanter humanitärer Akteure und Fokusgruppendiskussionen. Je nach Datenerhebungsmethode, kann dieser Verzerrungseffekt verstärkt und in Kombination mit weiteren systematischen Fehlern in Kombination auftreten. Die soziale Erwünschtheit bestimmter Antworten, die entsprechend der Einschätzung der Studienteilnehmer*innen auf eine erhöhte soziale Zustimmung stoßen, stellt insbesondere in Fokusgruppendiskussionen, Interviews und nicht-anonymisierten Fragebögen einen relevanten Verzerrungseffekt dar. Dies kann in traditionell-religiös geprägten Settings, wie z. B. den Rohingya-Flüchtlingslagern, aufgrund von Scham oder der Sorge vor Stigmatisierung und sozialem Ausschluss verstärkt auftreten. Der Einsatz von Fokusgruppendiskussionen mit sowohl weiblichen als auch männlichen Mitgliedern, kann insbesondere in traditionell-religiös geprägten Settings den systematischen Fehler der sozialen Erwünschtheit bestimmter Antworten sowie die Entstehung eines Gender Bias begünstigen. Das Phänomen des Gruppendenkens (Groupthink) kann ebenfalls verstärkt in Erscheinung treten und zu einer Nicht-Äußerung kritischer Argumente oder alternativer Lösungsansätze aufgrund des Wunsches der Gruppenzugehörigkeit führen. Die Stimmen potentiell benachteiligter Personengruppen, z. B. von Kindern, Frauen, Mädchen und beeinträchtigten Personen, können in nicht geführten, strukturierten Fokusgruppendiskussionen vernachlässigt werden. Dies kann eine fehlerhafte Einschätzung von Bedürfnissen vulnerabler Personengruppen und implementierten Interventionen zur Folge haben. Im Zuge der Formulierung der Zugangsberechtigung wurde festgelegt, dass ausschließlich kostenlos zugängliche Studien für den Ergebnisteil dieser systematischen Übersichtsarbeit eingeschlossen werden. Dadurch kann bei einer erneuten Durchführung dieser systematischen Literaturrecherche durch Dritte ein barrierearmer Zugang zu eingeschlossenen Studien ermöglicht werden. Zu den gewählten thematischen Schwerpunkten sind grundsätzlich ausreichend kostenlose Studienarbeiten vorhanden, einige Datenbanken wiesen dennoch kostenpflichtige Studien auf, die potenziell relevant gewesen wären. Darin enthaltende Erkenntnisse wurden dementsprechend nicht in den Ergebnissen dieser systematischen Übersichtsarbeit berücksichtigt, sodass thematische Lücken die Konsequenz daraus sein können. Bei den Themenschwerpunkten Lebensmittelhygiene, Lebensbedingungen und Schutzimpfungen wurden verstärkt kostenpflichtige Studien identifiziert. Zur Bewertung der Studien- bzw. Berichtsqualität wurde im Zuge dieser Arbeit auf anerkannte Statements zurückgegriffen, die entsprechend dem jeweiligen Studiendesign gewählt und verwendet wurden. Das STROBE-Statement dient grundsätzlich der Bewertung der Berichtsqualität von Beobachtungsstudien und wird deshalb als Reporting-Guideline eingeordnet. Durch die Beantwortung der einzelnen Items können jedoch relevante Qualitätsmerkmale abgeleitet werden, weshalb das STROBE-Statement hier über den ursprünglichen Verwendungszweck hinaus herangezogen wird. Zur Bewertung der Wirksamkeit implementierter Präventionsmaßnahmen wird in den eingeschlossenen Einzelstudien der Outcomeparameter „Auftreten von Durchfällen" häufig als einziges Bewertungskriterien, insbesondere durch Befragungen ermittelt, herangezogen. Mikrobiologische Untersuchungen, u. a. durch Stuhl-, Hände-, Flächen- oder Umweltproben, erfolgen häufig, u. a. aufgrund begrenzter Ressourcen und retrospektiven Studiendesigns, nicht. Es gilt jedoch zu beachten, dass das Auftreten von Durchfällen nicht zwangsläufig ein Symptom einer gastrointestinalen Infektionskrankheit ist und weitere Faktoren, wie z. B. psychische Belastungen, Unverträglichkeiten, ein gestörtes Mikrobiom des Darms oder nicht-infektiöse chronische Magen- und Darmerkrankungen, ursächlich sein können. Zukünftige Studien sollten weitere Kriterien und Methoden hinsichtlich der Wirksamkeitsbewertung von Maßnahmen zur Prävention gastrointestinaler Infektionen heranziehen, beispielsweise die Gesamtmortalität, die Durchfall-assoziierte Mortalität, mikrobiologische Untersuchungen. (vgl. Sharma Waddington et al.; 2023; S. 19)

Die Übertragbarkeit gewonnener Erkenntnisse aus Publikationen, deren Setting oder Studienpopulation nicht Kutupalong oder Rohingya-Flüchtlinge darstellen, stellt einen relevanten Unsicherheitsfaktor dar. Eine Übertragbarkeit der Erkenntnisse auf Kutupalong ist aufgrund der Berücksichtigung ähnlicher sozioökonomischer Verhältnisse, ähnlicher klimatischer Bedingungen und endemischer Erreger (z. B. bei der Ursprungsbevölkerung in Bangladesch), dem Einbezug unterschiedlicher Flüchtlings- und Sublager (u. a. in Bangladesch, Kenia, Uganda, Südsudan, Äthiopien, Malawi, Kamerun, Ruanda, Chad und Kroatien), Slums und weltweiten Studienpopulationen, erscheint sehr wahrscheinlich. Zielgruppen- und Settingspezifische Anpassungen der Interventionen können notwendig sein.

Eine externe Übertragbarkeit der Erkenntnisse, die durch Studien in Cholera-
und Typhus-endemischen Settings ermittelt wurden, ist auf nicht-endemische
Settings lediglich eingeschränkt möglich. Dies gilt insbesondere für Studienergebnisse, die Erreger-spezifische Interventionen, z. B. Cholera- oder Typhusimpf-
stoffe, thematisieren.

Fazit

5

Ziel dieser Arbeit war die Beantwortung der folgenden Forschungsfrage: „Welche Maßnahmen der Verhältnisprävention sind besonders dazu geeignet die Entstehung und Verbreitung von gastrointestinalen Infektionen bei Rohingya-Flüchtlingen, insbesondere im Flüchtlingslager Kutupalong, in Bangladesch nachhaltig zu reduzieren?" Die Beantwortung der Forschungsfrage erfolgte im Rahmen einer systematischen Übersichtsarbeit. Im Zuge dieser systematischen Übersichtsarbeit erfolgte eine Darstellung verhältnispräventiver Ansätze hinsichtlich der Vermeidung oder Reduktion gastrointestinaler Infektionskrankheiten in humanitären Kontexten, mit besonderem Fokus auf die Rohingya-Flüchtlingslager in Cox's Bazar, Bangladesch, z. B. Kutupalong. Dabei wurden die Themenschwerpunkte Lebens- und Wohnverhältnisse, Trinkwasser- und Lebensmittelhygiene, Sanitärhygiene, Abfall- und Abwasserinfrastrukturen, Vektorenkontrollmaßnahmen, Schutzimpfungen und die Hygieneförderung dargestellt. Zusammenfassend kann im Hinblick auf die Ergebnisse dieser wissenschaftlichen Arbeit festgehalten werden, dass die Gewährleistung einer sicheren und gerechten Wasserinfrastruktur, die ausreichende Mengen an qualitativ hochwertigem Wasser sicherstellt, neben sicheren und barrierefreien Sanitäranlagen, die Basis für wirksame Maßnahmen zur Prävention gastrointestinaler Infektionskrankheiten in Flüchtlingslagern darstellen (vgl. Sharma Waddington et al., 2023, S. 11 ff.; Bauza et al., 2023, S. 31 f.). Weiterhin hat diese Recherchearbeit gezeigt, dass Schutzimpfungen, insbesondere in endemischen, ressourcenarmen und ausbruchsgefährdeten Settings, einen komplementären und wirkungsvollen Ansatz darstellen, der eine zeitnahe Reaktion auf Ausbruchsgeschehen, insbesondere in Flüchtlingslagern, ermöglicht (vgl. Qadri et al.; 2018; S. 1 f.). Maßnahmen der Hygieneförderung sichern, ergänzend zur Bereitstellung geeigneter Infrastrukturen, einen hygienischen Umgang mit diesen, sodass eine sichere und gesundheitsfördernde Lebenswelt langfristig ermöglicht wird (vgl. Faruque et al.;

A.-M. Rager, *Prävention gastrointestinaler Infektionen im Flüchtlingslager Kutupalong: Eine systematische Übersichtsarbeit*, https://doi.org/10.1007/978-3-658-47364-8_5

2022; S. 10). Zusätzlich ging aus den im Zuge dieser systematischen Übersichtsarbeit gewonnenen Erkenntnissen hervor, dass ein schrittweises Vorgehen, d. h.
die zeitnahe Implementierung kurzfristiger, nicht-partizipativer Präventionsmaßnahmen und darauf aufbauend die Planung, Implementierung und Evaluation
langfristiger partizipativer Ansätze, eine wirksame und von den relevanten Zielgruppen akzeptierte Vorgehensweise gewährleisten (vgl. Faruque et al.; 2022;
S. 10). Bestehende soziale, kulturelle und religiöse Strukturen sollten vor der
Implementierung von Präventionskonzepten ermittelt und sowohl in der Planung,
Kommunikation und Umsetzung konsequent berücksichtigt werden (vgl. Anthonj
et al., 2022, S. 19; White et al.; 2022; S. 11 ff.).

Im Hinblick auf zukünftige Forschungsvorhaben kann durch die Untersuchung
der einzelnen, dargestellten thematischen Schwerpunkte an die Erkenntnisse dieser systematischen Übersichtsarbeit angeknüpft werden. Zukünftige Forschungsarbeiten könnten verstärkt die folgenden Schwerpunkte fokussieren und dadurch
an die im Zuge dieser systematischen Übersichtsarbeit generierten Erkenntnisse
anknüpfen:

- Der Einfluss von Lebens- und Wohnbedingungen und Flüchtlingsunterbrin-
  gungskonzepten auf das Infektionsgeschehen in diesen Settings, insbesondere auf gastrointestinale Infektionskrankheiten und darauf aufbauend die
  Entwicklung und Implementierung von Wohn- und Lebenskonzepten von
  Flüchtlingsunterbringungen, die die Entstehung und Verbreitung von Infektionskrankheiten reduzieren
- Die Untersuchung der Wirksamkeit quellbasierter Trinkwasserhygienekon-
  zepte und darauf aufbauend die Entwicklung geeigneter Maßnahmen
- Die vertiefende Untersuchung und Identifikation relevanter Einflussfaktoren
  auf die Wirksamkeit von hygienefördernden Maßnahmen, sowie die darauf
  aufbauende Entwicklung von partizipativen Hygieneförderungskonzepten
- Die Untersuchung des Einflusses von Abfall- und Abwasserentsorgungskon-
  zepten auf das Infektionsgeschehen in Flüchtlingslagern, insbesondere auf
  gastrointestinale Infektionskrankheiten und darauf aufbauend die Entwicklung
  neuer Ansätze
- Die Untersuchung von Fliegenkontrollmaßnahmen und deren Einfluss auf das
  Auftreten von Infektionskrankheiten, insbesondere gastrointestinalen Infektionskrankheiten.

Durch die Berücksichtigung dieser Themen in zukünftigen Forschungsprojek-
ten kann eine qualitativ hochwertige und aussagekräftige Wissensgrundlage für
die Planung, Implementierung und Evaluation verhältnispräventiver Maßnahmen
langfristig sichergestellt werden. Die in Kapitel 6 folgenden Handlungsempfehlungen können für die Entwicklung zukünftiger Interventionen orientierend
herangezogen werden.

Handlungsempfehlungen

In Hinblick auf die Forschungsfrage dieser wissenschaftlichen Arbeit und die Umsetzung verhältnispräventiver Maßnahmen in den Rohingya-Flüchtlingslagern, insbesondere Kutupalong, in Cox's Bazar, Bangladesch, folgen nun konkrete Handlungsempfehlungen. Diese basieren auf den sechs thematischen Säulen:

1. Handlungsempfehlung – Wasser für den menschlichen Gebrauch und Trinkwasserhygiene
2. Handlungsempfehlung – Sanitäre Infrastrukturen
3. Handlungsempfehlung – Abfall- und Abwassermanagement
4. Handlungsempfehlung – Hygieneförderung
5. Handlungsempfehlung – Schutzimpfungen
6. Handlungsempfehlung – Zukünftige Forschung

Das im Zuge des theoretischen Hintergrunds in Abschnitt 1.1.3 „Handbücher, Leitlinien, Aktionspläne und Strategiepapiere mit dem Schwerpunkt auf Flüchtlingslager und Prävention gastrointestinaler Infektionen" thematisierte Sphere-Handbuch (Fassung: 2018) stellt über alle nachfolgend formulierten Handlungsempfehlungen eine relevante Grundlage dar, einzelne Aspekte werden deshalb im Zuge der konkreten Einzelmaßnahmen aufgegriffen.

Abbildung 6.1 bietet einen Überblick über die thematischen Säulen der Handlungsempfehlungen und stellt wesentliche Unterthemen dar, es folgt eine detaillierte Erläuterung in schriftlicher Form.

© Der/die Autor(en), exklusiv lizenziert an Springer Fachmedien Wiesbaden GmbH, ein Teil von Springer Nature 2025
A.-M. Rager, *Prävention gastrointestinaler Infektionen im Flüchtlingslager Kutupalong: Eine systematische Übersichtsarbeit,*
https://doi.org/10.1007/978-3-658-47364-8_6

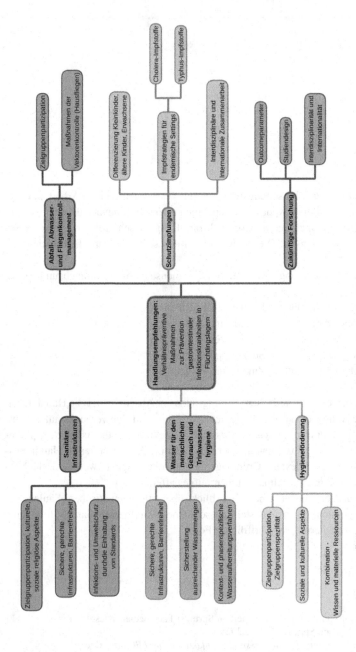

Abbildung 6.1 Übersicht thematische Schwerpunkte der Handlungsempfehlungen. (Eigene Darstellung)

6.1 Handlungsempfehlung – Wasser für den menschlichen Gebrauch und Trinkwasserhygiene

Die Gewährleistung von ausreichend sicherem Wasser für den menschlichen Gebrauch hat, aufgrund der weitreichenden Auswirkungen auf sämtliche Bereiche der Prävention gastrointestinaler Infektionen, höchste Priorität. Aufgrund der Relevanz von qualitativ hochwertigem Wasser muss die Verfügbarkeit von Wasser in ausreichender Menge durch geeignete Konzepte und Infrastrukturen sichergestellt werden. Dadurch kann die Umsetzung von Maßnahmen der Körper-, Hände-, Lebensmittel-, Oberflächen- und Sanitärhygiene gewährleistet und eine Grundlage für hygienefördernde Ansätze gelegt werden. (vgl. Sharma Waddington et al.; 2023; S. 11 ff.) Durch die Implementierung der folgenden Interventionen kann ein sicherer, gerechter Zugang zu Wasserinfrastrukturen in Flüchtlingslagern sichergestellt werden (Tabelle 6.1).

Tabelle 6.1 Wasser für den menschlichen Gebrauch – Zu implementierende Maßnahmen

Nr.	Maßnahmen
1.	Die Einhaltung der Sphere-Standards, z. B. hinsichtlich der Sicherstellung einer ausreichenden Wasserversorgung (Mindestmenge, Wasser: 15 l / Person / Tag) (vgl. Sphere Association; 2018; S. 107)
2.	Sicherstellung von Zugänglichkeit und Verfügbarkeit – Schaffung eines Zugangs und Aufbereitung von Oberflächen- oder Grundwasser oder der Lieferung von Wasser in Tanks zur Gewährleistung ausreichender Wassermengen (vgl. Sphere Association, 2018, S. 106 ff.; Sharma Waddington et al., 2023, S. 1 f.).
3.	Gestaltung eines kontext- und phasenbezogenen Wasseraufbereitungsverfahrens: • Akute, anfängliche Notlage (die ersten 6 Monate): Eimerchlorierung • Übergangsphase (nach 6 Monaten bis 2 Jahren): Inline-Chlorierung • Langfristige Phase: Leitungswasserchlorierung (vgl. Sikder et al.; 2020; S. 30) Kombination chemischer und physikalischer Aufbereitungsverfahren z. B. Wasserchlorierung in Kombination mit einen Filtrationsverfahren (vgl. Clasen et al.; 2015; S. 6).
4.	Regelmäßige mikrobiologische und chemische Kontrollen, z. B. monatlich, halbjährlich, jährlich, auf die Einhaltung relevanter Grenzwerte: Mikrobiologische Grenzwerte: Gesamtkeimgehalt (<10 KBE/ 100 ml, ungechlortes Wasser, an Wasserentnahmestelle) *E. coli* (<10 KBE/ 100 ml) (vgl. Sphere Association; 2018; S. 110) Chemische Grenzwerte: ungebundenes Chlor ($\geq$ 0,2 – 0,5 mg/ l FRC (freies Restchlor), gechlortes Wasser, an Wasserentnahmestelle) $\rightarrow$ bei Einsatz von Chlorverbindungen zur Wasserdesinfektion, Trübung unter 5 NTU (Nephelometrische Trübungseinheiten) (vgl. Sphere Association; 2018; S. 110)

6.2   Handlungsempfehlung – Sanitäre Infrastrukturen

Für alle Menschen sollte ein Zugang zu angemessenen und barrierefreien
sanitären Anlagen, unter Berücksichtigung kultureller und religiöser Aspekte,
sichergestellt werden. Insbesondere an Orten mit hoher Bevölkerungsdichte,
z. B. Flüchtlingslagern, muss eine sichere Sammlung, Transport und Entsorgung
menschlicher Fäkalien gewährleistet werden, um Gesundheits- und Sicherheits-
risiken für Mensch und Umwelt zu verhindern. (vgl. Sphere Association; 2018;
S. 113) Durch die Implementierung der folgenden Interventionen kann ein sicherer, gerechter und menschenwürdiger Zugang zu sanitären Infrastrukturen in
Flüchtlingslagern gewährleistet werden (Tabelle 6.2).

Tabelle 6.2 Sanitäre Infrastrukturen – Zu implementierende Maßnahmen

Nr.	Maßnahmen
1.	Ist-Analyse – Vor dem Bau bzw. Optimierungsmaßnahmen der sanitären Anlagen (z. B. Anzahl Personen, die die Sanitäranlagen nutzen, Identifikation vulnerabler Personengruppen, Ermittlung der Infiltrationsrate des Bodens bzw. der Bodendurchlässigkeitsrate) (vgl. Sphere Association; 2018; S. 114 f.).
2.	Zielgruppenpartizipation – Bei der Planung, dem Bau und Instandhaltung der sanitären Anlagen. Berücksichtigung kultureller, sozialer und religiöser Aspekte. (vgl. Sphere Association, 2018, S. 116; Bauza et al., 2023, S. 31)
3.	Die Einhaltung der Sphere-Standards – z. B. mindestens eine Toilette/ 20 Personen, maximal 50 m Entfernung zwischen Sanitäranlage und Unterkunft, Mindestabstand zwischen sanitären Anlagen zu Trinkwasserquellen 30 m (vgl. Sphere Association; 2018; S. 114 ff.).
4.	Maßnahmen der Händehygiene – Sicherstellung eines Wasseranschlusses zur Gewährleistung von Händehygienemaßnahmen nach dem Toilettengang (vgl. Sphere Association; 2018; S. 116).
5.	Gewährleistung geeigneter sanitärer Infrastrukturen – hinsichtlich der Minimierung von gesundheitlichen und sicherheitstechnischen Gefahren, insbesondere für Frauen, Mädchen, Kinder, Ältere und Menschen mit Beeinträchtigungen. Bei Bewohner*innen mit körperlichen Beeinträchtigungen sollte Barrierefreiheit in sanitären Infrastrukturen Berücksichtigung finden Gemeinschaftlich genutzte Sanitäranlagen: Separiert nach Geschlecht, ggf. nach Alter, insbesondere bei Kindern. (vgl. Sphere Association, 2018, S. 115; Caldéron-Villarreal et al., 2022, S. 14)
6.	Sicherer Zugang – Lage so wählen, dass ein sicherer Zugang jederzeit möglich ist, Beleuchtung der Wege, abschließbare Toilettenkabinen (vgl. Sphere Association, 2018, S. 116 ff.; Caldéron-Villarreal et al., 2022, S. 14).

(Fortsetzung)

Tabelle 6.2   (Fortsetzung)

Nr.	Maßnahmen
7.	Gleichzeitige Etablierung verhaltensändernder Maßnahmen und sanitären Infrastrukturen, sowie Abfallbehältnissen, Reinigungsequipment und geschlechts- und altersgruppen-spezifischen Hygieneartikeln (vgl. Sphere Association, 2018, S. 97; Bauza et al., 2023, S. 27 f.).
8.	Vermittlung von sicheren Entsorgungsmethoden für Fäkalien von Säuglingen und Kleinkindern, sowie eine Bereitstellung von Equipment zur sicheren Entsorgung (z. B. Abfallbehältnisse, Schaufeln, Windeln, Töpfchen) (vgl. Sphere Association; 2018; S. 115).
9.	Konstante Überwachung – des Zugangs und der Nutzung von WaSH-Einrichtungen durch regelmäßige Lagerbegehungen und einen Austausch mit den relevanten Zielgruppen (vgl. Sphere Association, 2018, S. 97; Caldéron-Villarreal et al., 2022, S. 14).

6.3   Handlungsempfehlung – Abfall-, Abwasser- und Fliegenkontrollmanagement

Ein unzureichendes Abfall- und Abwassermanagement stellt ein relevantes Risiko für die öffentliche Gesundheit in Flüchtlingslagern dar. Unbehandelte Abfälle und Abwässer können zusätzlich eine Verunreinigung von Oberflächen- und Grundwasser und ein Verstopfen von Abwassersystemen begünstigen. Wasseransammlungen und nicht fachgerecht entsorgte Abfälle bieten einen Lebensraum für Hausfliegen und weitere Tiere, die als Krankheitsüberträger fungieren. (vgl. Sphere Association; 2018; S. 126 ff.) Die Bekämpfung von Hausfliegen sollten zukünftig verstärkt als Ansatz der Prävention von Durchfallerkrankungen, insbesondere bei Kindern, berücksichtigt werden (vgl. Das et al.; 2018; S. 10). Aus diesem Grund werden hier das Abfall- und Abwassermanagement und die Hausfliegenkontrolle gemeinsam als relevante verhältnispräventive Ansätze thematisiert. Eine transparente und partizipative Gestaltung der Abfall- und Abwasserwirtschaft gilt dabei als Schlüsselelement einer verbesserten Funktionalität und erhöhter Sauberkeit relevanter Infrastrukturen (vgl. Uddin et al.; 2020; S. 10 f.). Durch die Implementierung der folgenden Interventionen kann ein sicheres, partizipatives und nachhaltiges Abfall-, Abwasser- und Fliegenmanagement gewährleistet werden (Tabelle 6.3).

Tabelle 6.3 Abfall-, Abwasser- und Fliegenkontrollmanagement – Zu implementierende Maßnahmen

Nr.	Maßnahmen
1.	Ist-Analyse Abfall- und Abwassermanagement (gegenwärtige Abfall- und Abwasserentsorgungssituation und -methoden, Abfallmengen und -arten, gegenwärtige Kapazitäten der lokalen Abfall- und Abwasserwirtschaft, Wiederverwertung und Recycling) (vgl. Sphere Association; 2018; S. 126). Ist-Analyse Vektorenkontrolle/ Fliegenkontrolle (Identifikation relevanter, abfall- und abwasser-assoziierter Vektoren, Lebenszyklen, Brutstätten, Krankheiten, Übertragungswege, gegenwärtig verbreitete Präventionsmaßnahmen) (vgl. Sphere Association; 2018; S. 124)
2.	Einbezug von Experten und Berücksichtigung aktueller wissenschaftlicher Erkenntnisse bei der Planung, Implementierung und Bewertung von Maßnahmen der Hausfliegenkontrolle. Maßnahmen sollten die folgenden vier Teilbereiche umfassen: 1. Die Reduktion der Fliegenpopulationsdichte 2. Die Reduktion relevanter Brutstätten 3. Die Kontaktreduktion zwischen Fliegen und Menschen 4. Schutz von Lebensmitteln und Bedarfsgegenständen, die mit Lebensmitteln in Kontakt kommen, vor Fliegen (vgl. Sphere Association, 2018, S. 126 ff.; Das et al., 2018, S. 7) Für die Planung und praktische Umsetzung ist die Entwicklung eines Fliegenkontrollplans zielführend. Dieser sollte die folgenden Aspekte umfassen: – Informationskampagnen zur Sensibilisierung der Zielgruppen (z. B. in Bezug auf Fliegen sicherer Umgang mit chemischen Fliegenkontrollmitteln) – Die Beschaffung von notwendigem Equipment, insbesondere geeigneter persönlicher Schutzausrüstung – Die Gewährleistung eines sicheren Einsatzes – Kontrolle der Wirksamkeit der eingesetzten Fliegenkontrollmaßnahmen. (vgl. Sphere Association; 2018; S. 124 f.)
3.	Ermittlung der Infiltrationsrate, d. h. der Geschwindigkeit und des Wasseraufnahmevolumens, durch die Abfallprodukte durch die Strukturen des Bodens bewegt werden und dadurch zu einer Kontamination des Trinkwassers führen können. Dadurch kann der notwendige Mindestabstand zwischen Abfall- bzw. Abwassersammelstellen sowie sanitären Anlagen und Trinkwasserquellen festgelegt werden. (vgl. Sphere Association; 2018; S. 114)
4.	Die Einhaltung der Sphere-Standards, z. B. Mindestabstand zwischen Abwassersammelstellen zu Trinkwasserquellen 30 m, Gruben mind. 1,5 m über Grundwasserspiegel, wasserdichte Becken in Gebieten mit hohem Grundwasserspielgel oder Überflutungsgefahr (relevant für Cox's Bazar, Bangladesch). (vgl. Sphere Association; 2018; S. 115)

(Fortsetzung)

Tabelle 6.3 (Fortsetzung)

Nr.	Maßnahmen
5.	Einbezug der Zielpopulation bei Reinigungs- und Instandhaltungsaktionen → Organisation von regelmäßigen und gezielten Reinigungskampagnen (vgl. Sphere Association; 2018; S. 127) Rekrutierung von Lagerbewohner*innen, die Reinigungs-, Abfallentsorgungs- und Instandhaltungstätigkeiten, gegen Bezahlung übernehmen. Hierbei ist Folgendes zu Verfügung zu stellen: Persönliche Schutzausrüstung (PSA), d. h. geeignete Schutzhandschuhe, Schutzanzüge und Atemmasken, geeignetes Reinigungs- und Abfallsammelequipment, Wasser und Seife zur Durchführung von persönlicher Körperhygiene, sowie notwendige Schutzimpfungen. Durch die Gewährleistung dieser Aspekte kann eine Stigmatisierung der Personen, die diese Tätigkeiten übernehmen verhindert werden. (vgl. Sphere Association, 2018, S. 127; Uddin et al., 2020, S. 10 f.)
6.	Bereitstellung einer geeigneten Abfallentsorgungsinfrastruktur, durch die Gewährleistung ausreichend groß dimensionierter, barrierearm zugänglicher, geschlossener Behältnisse und Lagermöglichkeiten für Abfälle, gekennzeichnete, gut erreichbare und öffentlich zugängliche Müllsammelstellen sowie sichere Müllvergrabungs- und Verbrennungsgruben (vgl. Sphere Association, 2018, S. 128; Das et al., 2018, S. 5). Eine räumliche Mindestentfernung zwischen bewohnten Gebieten und Mülldeponien von 2 km, zur Prävention eines verstärkten Auftretens von Hausfliegen und anderen Vektoren (vgl. Das et al.; 2018; S. 5).

6.4 Handlungsempfehlung – Hygieneförderung

Interventionen der Hygieneförderung, insbesondere Kombinationen aus edukativen und ressourcentechnischen Komponenten, stellen einen relevanten Bestandteil des Infektionsschutzes in Flüchtlingslagern dar. Etablierte Hygienepraktiken können durch geeignete und zielgruppenspezifische Maßnahmen langfristig positiv beeinflusst werden (vgl. Anthonj et al.; 2022; S. 19). Weiterhin kann die gleichzeitige Bereitstellung von materiellen, Hygiene-relevanten Ressourcen und geeigneten Wissensvermittlungsansätzen zu einer nachhaltigen Veränderung verbreiteter Hygienepraktiken beitragen (vgl. White et al.; 2022; S. 9 f.). Durch die Implementierung der folgenden Interventionen kann eine nachhaltige Wirksamkeit von Hygieneförderungsmaßnahmen in Flüchtlingslagern sichergestellt werden (Tabelle 6.4).

Tabelle 6.4 Hygieneförderung – Zu implementierende Maßnahmen

Nr.	Maßnahmen
1.	Ist-Analyse vor der Implementierung von hygienefördernden Maßnahmen (Identifikation von Gesundheitsgefahren, vulnerablen Personengruppen, gegenwärtigen Hygienepraktiken, fördernden und hemmenden Faktoren, Verfügbarkeit notwendiger Hygieneartikel) (vgl. Sphere Association; 2018; S. 96 f.).
2.	Die Planung und Umsetzung von hygienefördernden Interventionen in mehreren Etappen: 1. Schritt: Möglichst zeitnahe Reaktion auf akute Problemstellungen zur Prävention von Infektionskrankheiten (schnelle, aber kurzfristige Reaktionen) 2. Schritt: Langfristige, partizipative Lösungsansätze zur nachhaltigen und andauernden Verringerung von WaSH-Risiken (vgl. Faruque et al.; 2022; S. 10)
3.	Konstante Überwachung des Zugangs und der Nutzung von WaSH-Einrichtungen durch regelmäßige Lagerbegehungen und einen Austausch mit den relevanten Zielgruppen (vgl. Sphere Association; 2018; S. 97).
4.	Förderung von Vertrauen und Akzeptanz: – Nutzung bestehender Informationskanäle (Informationen während des Freitagsgebets, während Gemeindeversammlungen, in Gesundheitsinformationszentren, im Zuge von Hausbesuchen) (vgl. Jalloh et al. 2019; S. 9 f.) – Keine einmaligen, stattdessen kontinuierliche und langfristige Interventionsmaßnahmen (regelmäßige Projektgruppen-Meetings, regelhafter Austausch mit der Zielgruppe, monatliche bis jährliche Lagerbegehungen, halbjährliche bis jährliche Wissensvermittlungsmaßnahmen) (vgl. Anthonj et al., 2022, S. 19; White et al., 2022, S. 8) – Zielgruppeneinbezug – Über den gesamten Prozess der Planung, Implementierung und Evaluation, z. B. durch die Bildung von Projektgruppen, die Implementierung von Multiplikatorenansätzen, den Einbezug religiöser Führungspersönlichkeiten (z. B. Imamen, Muezzins), jedoch kein ausschließlicher Einbezug dieser Personengruppen (vgl. Krishnan et al.; 2022; S. 5) – Den Einbezug vulnerabler Personengruppen (Mädchen, Frauen, Kinder, Senioren, Personen mit Beeinträchtigung) durch die Bildung partizipativer Ausschüsse, Hausbesuche. (vgl. Anthonj et al., 2022, S. 19; White et al., 2022, S. 7 f.)
5.	Die gleichzeitige Bereitstellung von materiellen, Hygiene-relevanten Ressourcen und geeigneten Wissensvermittlungsansätzen, z. B. Wissensvermittlung zur korrekten Umsetzung von Händehygienemaßnahmen und der Bereitstellung von Handwascheinheiten, Seife, aufbereitetem Wasser, usw. (vgl. Anthonj et al., 2022, S. 19; White et al., 2022, 9 f.)

(Fortsetzung)

Tabelle 6.4 (Fortsetzung)

Nr.	Maßnahmen
6.	Zeitliche Gestaltung – In Settings, in denen, aufgrund saisonaler Gesundheitsgefahren, Präventionsaktivitäten in bestimmten Zeiträumen durchgeführt werden, sollten geplante Maßnahmen, wenn möglich, außerhalb dieser Phasen geplant werden. Dadurch kann eine Informationsüberflutung verhindert werden. (vgl. Anthonj et al.; 2022; S. 19)
7.	Sprachliche Gestaltung – Maßnahmen zur Überwindung sprachlicher Barrieren vorab, unter Einbezug von Vertreter*innen der Zielgruppe, planen. Einsatz von Übersetzer*innen. Einfache, verständliche, praxisnahe Sprache, wenig geschriebene Texte, sowie die Verwendung von Abbildungen und Piktogrammen. (vgl. Anthonj et al., 2022, S. 19; White et al., 2022, S. 8 f.)
8.	Informationsgestaltung – Hierbei sind folgende Aspekte zu berücksichtigen: – Multimediale Gestaltung, d. h. eine Kombination aus Präsentationsfolien, Abbildungen, bebilderten Ablaufplänen, Videos, mündlichen Erklärungen, z. B. in Bezug auf Übertragungswege von Krankheitserregern, visuelle Verdeutlichung von Infektionsketten, Präventionsmaßnahmen, usw. – Zielgruppenaktivierung während der Wissensvermittlung, z. B. durch das gezielte Stellen von Fragen – Integration praktischer Einheiten und Übungen, z. B. Händehygienemaßnahmen, gemeinsames Reinigen von Sanitäranlagen, gemeinsames Entnehmen von Wasser an Wasserentnahmestellen (Entnahme, Transport, Lagerung), usw. (vgl. Anthonj et al.; 2022; S. 19)

6.5 Handlungsempfehlung – Schutzimpfungen

Schutzimpfungen sind in humanitären Settings relevanter Bestandteil verhältnispräventiver Ansätze. Ergänzend zu Maßnahmen der Trinkwasser-, Abwasser- und Abfallhygiene, sowie der Hygieneförderung, bieten Impfungen einen zeitnah umsetzbaren und erregerspezifischen Schutz. Im Zuge der Prävention gastrointestinaler Infektionskrankheiten sollten für cholera- und typhus-endemische Settings geeignete, zielgruppenspezifische Impfstrategien formuliert werden. Durch die Implementierung der folgenden Interventionen wird eine langfristig wirksame Impfstrategie in Flüchtlingslagern sichergestellt (Tabelle 6.5).

Tabelle 6.5 Schutzimpfungen – Zu implementierende Maßnahmen

Nr.	Maßnahmen
1.	Ermittlung der Ist-Situation (relevante (endemische) Infektionskrankheiten → Prävalenzen und Inzidenzen, aktuelle Impfstoffe und -strategien, Impfakzeptanz und Durchimpfungsrate, relevante Impfbarrieren und -hemmnisse usw.)
2.	Zusammenarbeit nationaler, internationaler, staatlicher und humanitärer Organisationen bei der Planung, Implementierung und Evaluierung von Impfkampagnen in Flüchtlingslagern (vgl. Krishnan et al.; 2022; S. 5).
3.	Anpassung von Impfkampagnen an kulturelle, religiöse und soziale Aspekte, z. B. durch die folgenden Maßnahmen: – Identifikation und Nutzung zielgruppenspezifischer Informationskanäle, z. B. während des Freitagsgebets, Gemeindeversammlungen und Hausbesuchen – Frühzeitiger Einbezug religiöser Führungspersönlichkeiten – Weibliche Impfhelfer – Impfplätze, die ausreichend Privatsphäre bieten. (vgl. Jalloh et al.; 2019; S. 9 f.)
4.	Entwicklung von Impfstrategien für endemische Settings, z. B. Cox´s Bazar, Bangladesch. Anpassung der Impfstrategien an die Zielgruppen, d. h. Kleinkinder, ältere Kinder, Erwachsene (vgl. Chowdhury et al., 2020, S. 8; Qadri et al., 2018, S. 8). Typhusimpfung: Kleinkinder (ab 6 Monate): Weitere Forschung notwendig → Vi-rEPA-Impfstoff, Vi-TT-Impfstoff, zwei Impfdosen, intramuskulär, Injektion Kinder (über 2 Jahre) und Erwachsene: Einzeldosis Vi-Polysaccharid-Impfstoff + intramuskulär, Injektion, Auffrischungsimpfung alle drei Jahre (vgl. Milligan et al.; 2018; S. 13 ff.). Choleraimpfung: Kleinkinder (bis 5 Jahre): Zwei Dosen des oralen Choleraimpfstoffs Shanchol®, in einem zeitlichen Intervall von zwei Wochen, (keine ausreichende protektive Wirksamkeit von Einzelimpfdosen) + Auffrischungsimpfung mit einer Impfdosis nach drei Jahren (vgl. Chowdhury et al., 2020, S. 8; Qadri et al., 2018, S. 8). Kinder (über 5 Jahre) und Erwachsene: Zwei Dosen des oralen Choleraimpfstoffs Shanchol®, in einem zeitlichen Intervall von zwei Wochen + Auffrischungsimpfung mit einer Impfdosis nach frühestens drei Jahren (vgl. Chowdhury et al., 2020, S. 8; Qadri et al., 2018, S. 8).

(Fortsetzung)

Tabelle 6.5 (Fortsetzung)

Nr.	Maßnahmen
5.	Entwicklung einer Impfstrategie im Zuge von Ausbruchsgeschehen, insbesondere bei Ausbrüchen des Erregers *Vibrio cholerae*: Kleinkinder (bis 5 Jahre): Zwei Dosen des oralen Choleraimpfstoffs Shanchol®, in einem zeitlichen Intervall von zwei Wochen (keine ausreichende protektive Wirksamkeit von Einzelimpfdosen) Kinder (über 5 Jahre) und Erwachsene: Verabreichung von Einzelimpfdosen des oralen Choleraimpfstoffs Shanchol®, zu einem späteren Zeitpunkt sollten zwei Dosen des oralen Choleraimpfstoffs in einem zeitlichen Intervall von zwei Wochen verabreicht werden (vgl. Qadri et al.; 2018; S. 8).

6.6 Handlungsempfehlung – Zukünftige Forschung

Wissenschaftliche Arbeiten und deren Erkenntnisse fördern die Neuentwicklung und Anpassung von bestehenden Präventionskonzepten, wodurch langfristig ein kontinuierlicher Optimierungsprozess sichergestellt wird. Gleichzeitig kann zukünftige Forschung durch die Implementierung von Wirksamkeitsuntersuchungen verhältnis-präventiver Maßnahmen zur Optimierung des personellen, zeitlichen, materiellen und finanziellen Ressourceneinsatzes beitragen. Insbesondere vor dem Hintergrund steigender Flüchtlingszahlen wird dies zunehmend von großer Bedeutung sein. Durch die Berücksichtigung der folgenden Maßnahmen in Bezug auf die Planung, Durchführung und Evaluation zukünftiger Forschungsvorhaben, kann eine qualitativ hochwertige und aussagekräftige Wissensgrundlage als Basis für zukünftige verhältnispräventive Ansätze sichergestellt werden (Tabelle 6.6).

Tabelle 6.6 Zukünftige Forschung – Zu implementierende Maßnahmen

Nr.	Maßnahmen
1.	Förderung internationaler und interdisziplinärer Forschung, Schaffung von wissenschaftlichen Plattformen und Kongressen zur Gewährleistung eines verstärkten Austausches.
2.	Verstärkter Einbezug von theoretischen, gesundheitswissenschaftlichen Ansätzen, insbesondere die Phasen von Flucht und Migration und deren Einfluss auf das Krankheitsgeschehen, sowie das Dahlgren-Whitehead-Modell der Ebenen und Determinanten von Gesundheit (vgl. Zimmerman et al., 2011, S. 2; Castelli, Sulis, 2017, S. 284; Klemperer et al., 2020, S. 23 ff.).
3.	Studiendesigns – Die Interventionsstudien, die die Wirksamkeit von Präventionsmaßnahmen fördern, die Ermittlung und Wiedergabe des Ist-Zustands, z. B. durch Querschnittstudien, ist nicht ausreichend. Verstärkter Einsatz von Längsschnitt- statt Querschnittstudien, mit mehreren Messungen über einen vorab definierten Zeitraum hinweg. Dadurch kann eine zeitliche Entwicklung, insbesondere bei langfristigen Präventionsprogrammen, ermittelt und die einzelnen Messergebnisse miteinander verglichen werden. Ergänzender, verstärkter Einsatz prospektiver Studien, zur Wirksamkeitsuntersuchung von verhältnispräventiven Ansätzen in Flüchtlingslagern.
4.	Datenerhebung – Einbezug mikrobiologischer Untersuchungen, z. B. in Form von Stuhl-, Hände-, Flächen- oder Umweltproben, da das Vorliegen von Durchfallerkrankungen und gastrointestinalen Beschwerden nicht zwangsläufig infektiöser Natur sein muss. Einsatz von Fokusgruppendiskussionen verstärkt hinterfragen, insbesondere bei Themen, die Stigmatisierung begünstigen können. Bei der Gruppenzusammensetzung auf den verstärkten Einbezug von vulnerablen Personengruppen achten, sowie geschlechts- und altersgetrennte Diskussionen in Erwägung ziehen. (vgl. Caldéron-Villarreal et al.; 2022; S. 13 f.)
5.	Outcomeparameter – Gesamtmortalität und Durchfall-assoziierte Mortalität, ergänzend zur Erfassung selbstberichteter Durchfallerkrankungen (vgl. Sharma Waddington et al.; 2023; S. 19).

Literaturverzeichnis

Literaturverzeichnis allgemein

1. Altare, C.; Kahi, V.; Ngwa, M. et al. (2019). *Infectious disease epidemics in refugee camps: a retrospective analysis of UNHCR data (2009–2017).* Journal of Global Health Reports. 2019;3:e2019064. https://doi.org/10.29392/joghr.3.e2019064.
2. Annamalai, A. (2020). *Refugee Health Care: An Essential Medical Guide.* (2. Aufl). Springer, Basel.
3. Castelli, F.; Sulis, G. (2017). Migration and infectious diseases.Clinical Microbiology and Infection; 2017 May;23(5):283–289. https://doi.org/10.1016/j.cmi.2017.03.012. Epub 2017 Mar 20
4. Chan, E.; Chiu, C. P.; Chan, G. (2018). *Medical and health risks associated with communicable diseases of Rohingya refugees in Bangladesh 2017.* International Journal of Infectious Diseases 68 (2018) 39–43; https://doi.org/10.1016/j.ijid.2018.01.001.
5. Cochrane Deutschland, Institut für Evidenz in der Medizin, Ärztliches Zentrum für Qualität in der Medizin, Arbeitsgemeinschaft der Wissenschaftlichen Medizinischen Fachgesellschaften – Institut für Medizinisches Wissensmanagement (2023). *Manual Bewertung von systematischen Reviews zu therapeutischen Interventionen; Version 2.1, 2023.* Verfügbar bei: Cochrane Deutschland https://www.cochrane.de /literaturbewertung; ÄZQ: https://www.leitlinien.de/methodik/; AWMF: https://www.awmf.org/regelwerk/downloads. https://doi.org/10.6094/UNIFR/233125, https://doi.org/10.6094/UNIFR/233125.
6. Dahlgren, G.; Whitehead, M. (2007). *Policies and strategies to promote social equity in health. Background document to WHO – Strategy paper for Europe.* Institute for Futures Study, Liverpool.
7. Deeks J. J.; Higgins, J. P. T.; Altman, D. G. (2022). *Chapter 10: Analysing data and undertaking meta-analyses, Cochrane Handbook for Systematic Reviews of Interventions.* (Version 6.3).

8. Desai, A. N.; Ramatowski, J. W.; Marano, N. et al. (2020). *Infectious disease outbreaks among forcly displaced persons: an analysis of ProMED reports 1996–2016.* Conflict and Health (2020) 14:49 https://doi.org/10.1186/s13031-020-00295-9.

9. Eiset, A. H.; Wejse, C. (2017). *Review of infectious diseases in refugees and asylum seekers—current status and going forward.* Public Health Reviews (2017) 38:22; https://doi.org/10.1186/s40985-017-0065-4.

10. Exner, M. (2007). *Zur Bedrohung durch Infektionskrankheiten – Notwendigkeit einer Reform der Infektionshygiene.* (1. Aufl.). mhp Verlag GmbH, Wiesbaden.

11. Faruque, A. S.; Khan, A. I.; Islam S. M. et al. (2021). *Diarrhea treatment center (DTC) based diarrheal disease surveillance in settlements in the wake oft he mass of forcibly displaced Myanmar national (FDMN) in Cox's Bazar, Bangladesh, 2018.* 2021 Aug 2;16(8): e0254473. https://doi.org/10.1371/journal.pone.0254473. eCollection 2021.

12. Fernández-Bravo, A.; José Figueras, M. (2020). *An Update on the Genus Aeromonas: Taxonomy, Epidemiology, and Pathogenicity.* Microorganisms 2020, 8, 129. https://doi.org/10.3390/microorganisms8010129

13. Finger, F.; Funk, S.; White, K. et al. (2019). Real-time analysis of the diphtheria outbreak in forcibly displaced Myanmar nationals in Bangladesh. BMC Medicine (2019) 17:58 https://doi.org/10.1186/s12916-019-1288-7. London.

14. Geiger, M.; Koch, M. (2021). *Akteure im (inter-) nationalen (Flucht-)Migrationsregime – Die Internationale Organisation für Migration und ihre Rolle im Globalen Migrationspakt.* Bundeszentrale für politische Bildung (Hrsg.). Aufgerufen am: 22.10.2023: Die Internationale Organisation für Migration und ihre Rolle im Globalen Migrationspakt I Akteure im (inter-)nationalen (Flucht-)Migrationsregime I bpb.de.

15. Hagel, S.; Epple, H.-J.; Feurle, G. E. et al. (2015). *S2k-Leitlinie Gastrointestinale Infektionen und Morbus Whipple.* Arbeitsgemeinschaft der Wissenschaftlichen Medizinischen Fachgesellschaften e. V. (AWMF) (Hrsg.). AWMF-Register-Nr. 021/024 Klasse S2k. Jena.

16. Halpern, S. H.; Douglas, J. (2005). *Jadad scale for reporting randomized controlled trials.* In Halpern, S. H.; Douglas, J. (Hrsg.). Evidence-based Obsteric Anesthesia (1. Aufl.; S. 273–238). Blackwell Publishing Ltd. Oxford.

17. Hartung, S.; Rosenbrock, R. (2022). *Public Health Action Cycle / Gesundheitspolitischer Aktionszyklus.* In: Bundeszentrale für gesundheitliche Aufklärung (BZgA) (Hrsg.). Leitbegriffe der Gesundheitsförderung und Prävention. Glossar zu Konzepten, Strategien und Methoden. https://doi.org/10.17623/BZGA:Q4-i099-2.0.

18. Helbach, J.; Pieper, D.; Mathes, T. et al. (2022). *Restrictions and their reporting in systematic reviews of effectiveness: an observational study.* BMC Medical Research Methodology (2022) 22:230. https://doi.org/10.1186/s12874-022-01710-w.

19. Hossain, A.; Ahmed, S.; Shahjalal, M.; Ahsan, G. U. (2019). *Health risks of Rohingya children in Bangladesh: 2 years on.* The Lancet; Vol 394 October 19, 2019. https://doi.org/10.1016/S0140-6736(19)31395-9.

20. Hossian, M. E.; Islam, M. M.; Miah, M. et al. (2021). *Viral Etiology of Acute Gastroenteritis Among Forcibly Displaced Myanmar Nationals and Adjacent Host Population in Bangladesh.* The Journal of Infectious Diseases, Volume 224, Issue Supplement_7, 15 December 2021, Pages S864–S872. https://doi.org/10.1093/infdis/jiab466.

21. Hurrelmann, K.; Richter, M. (2022). *Leitbegriffe der Gesundheitsförderung und Prävention. Glossar zu Konzepten, Strategien und Methoden – Determinanten der Gesundheit.* Bundeszentrale für gesundheitliche Aufklärung (BZgA) (Hrsg.). https://doi.org/10.17623/BZGA:Q4-i008-2.0.

22. International Organization for Migration (IOM) (2023). Our Work. Aufgerufen am: 22.10.2023: Our Work | International Organization for Migration (iom.int).

23. Isenring, E.; Fehr, J.; Gültekin, N.; Schlagenhauf, P. (2018). *Infectious disease profiles of Syrian and Eritrean migrants presenting in Europe: A systematic review.* Travel Medicine and Infectious Disease Volume 25, September–October 2018, Pages 65–76; https://doi.org/10.1016/j.tmaid.2018.04.014.

24. Islam, M. M.; Jarna, R. N.; Khan, D. H. et al. (2019). *Prevalence of Diseases among Rohingya Refugees in Bangladesh: A Comprehensive Study.* IOSR Journal of Nursing and Health Science (IOSR-JNHS); https://doi.org/10.9790/1959-0802091421.

25. Jadad, A. R.; Moore, R. A.; Carroll, D. et al. (1996). *Assessing the Quality of Reports of Randomized Clinical Trials: Is Blinding Necessary?* Controlled Clinical Trials 17:1–12 (1996). Elsevier Science Inc. New York.

26. Kleines, M. (2018). *Krankenhaushygiene up2date – Das Who is Who der Gastroenteritisviren.* Krankenhaushygiene up2date 2018; 13 (2): 143–158 ISSN 1862–5797; https://doi.org/10.1055/s-0043-118471. Georg Thieme Verlag KG, Stuttgart.

27. Klemperer, D. (2020). Sozialmedizin – Public Health – Gesundheitswissenschaften Lehrbuch für Gesundheits- und Sozialberufe. (4. Aufl.). Hoefge Verlag, Bern.

28. Krämer, A.; Fischer, F. (2019). *Refugee Migration and Health: Challenges for Germany and Europe (Migration, Minorities and Modernity, Band 4.* (1. Aufl.). Springer, Basel.

29. Littmann M.; Sinha, J.; Löbermann, M. (2018). *Infektionskrankheiten – Meldepflicht/ Epidemiologie/ Klinik/ Labordiagnostik/ Therapie/ Prävention – Handbuch für den Öffentlichen Gesundheitsdienst* (5. Aufl.). mhp Verlag GmbH, Wiesbaden.

30. Loescher, G. (2016). *Akteure im (inter-)nationalen (Flucht-)Migrationsregime – UNHCR: Die Flüchtlingsorganisation der Vereinten Nationen.* Bundeszentrale für politische Bildung (Hrsg.). Aufgerufen am: 22.10.2023: UNHCR: Die Flüchtlingshilfsorganisation der Vereinten Nationen | Akteure im (inter-)nationalen (Flucht-)Migrationsregime | bpb.de.

31. Mahmud, Z. H.; Islam, S.; Ahmed, N. (2019). *Occurrence of Escherichia coli and faecal coliforms in drinking water at source and household point-of-use in Rohingya camps, Bangladesh.* Gut Pathog 2019 Nov 1:11:52. https://doi.org/10.1186/s13099-019-0333-6.

32. Milton, A. H.; Rahman, M.; Hussain, S. et al. (2017). *Review – Trapped in Statelessness: Rohingya Refugees in Bangladesh.* Int. J. Environ. Res. Public Health 2017, 14, 942. https://doi.org/10.3390/ijerph14080942.

33. Nahimana, M.-R.; Ngoc, C. T.; Olu, O. et al. (2017). *Knowledge, attitude and practice of hygiene and sanitation in a Burundian refugee camp: implication for control of a Salmonella typhi outbreak.* Pan African Medical Journal. 2017; 28:54 https://doi.org/10.11604/pamj.2017.28.54.12265.

34. Orcutt, M.; Shortall, C.; Walpole, S. et al. (2022). *Handbook of Refugee Health: For Healthcare Professionals and Humanitarians Providing Care to Forced Migrants.* (1. Aufl.). CRC Press, Boca Raton.

35. Razum, O.; Zeeb, H.; Müller, O.; Jahn, A. (2014). *Global Health – Gesundheit und Gerechtigkeit.* (1. Aufl.). Verlag Hans Huber, Hogrefe AR, Bern.

36. Robert Koch-Institut (o. J.). *GBE-Glossar – Inzidenzmaße*. Aufgerufen am: 03.12.2023: RKI – GBE-Glossar – I.
37. Rosenbrock, R.; Gerlinger, T. (2014). *Gesundheitspolitik – Eine systematische Einführung*. (3. Aufl.). Verlag Hans Huber, Hogrefe AG, Bern.
38. Schardt, C.; Adams, M. B.; Owens, T. et al. (2007). *Utilization of the PICO framework to improve searching PubMed for clinical questions*. BMC Medical Informatics and Decision Making 2007, 7:16. https://doi.org/10.1186/1472-6947-7-16.
39. Schneider, G.; Toyka-Seid, C. (2023). *UNICEF*. Bundeszentrale für politische Bildung (BPB) (Hrsg.). Aufgerufen am: 04.11.2023: UNICEF I bpb.de.
40. Servicestelle Friedensbildung Baden-Württemberg (o. J.). *MYANMAR – Eine Konfliktanalyse aus friedenspädagogischer Sicht*. Aufgerufen am: 03.05.2024: Myanmar Konflikt aktuell – Bürgerkrieg – Zusammenfassung einfach erklärt – Konfliktporträt Myanmar – Konfliktanalyse – Militärregierung – Rohingya – Frieden für Myanmar -Friedensbildung (friedensbildung-bw.de).
41. Shannon, K.; Hast, M.; Azman, A. S. et al. (2019). *Cholera prevention and control in refugee settings: Successes and continued challenges*. PLoS Negl Trop Dis 13(6): e0007347. https://doi.org/10.1371/journal.pntd.000734.
42. Sim, C. (2013). *Control and Intervention of Cholera Outbreaks in Refugee Camps*. Global Societies Journal, Issue 1, 2013, 65–80.
43. Shea, B.; Reeves, B. C.; Wells, G. et al. (2017). *AMSTAR 2: a critical appraisal tool for systematic reviews that include randomised or non-randomised studies of healthcare interventions, or both*. BMJ. 2017 Sep 21;358:j4008.
44. Sphere Association (2018). *The Sphere Handbook: Humanitarian Charter and Minimum Standards in Humanitarian Response*. (4. Aufl.). Genf.
45. STROBE Initiative (2004). *STROBE Checklist: cohort, case-control, and cross-sectional studies (combined)*. Aufgerufen am: 10.01.2024: Checklists – STROBE (strobe-statement.org).
46. Summers, A.; Humphreys, A.; Leidman, E. et al. (2018). *Diarrhea and Acute Respiratory Infection, Oral Cholera Vaccination Coverage, and Care-Seeking Behaviors of Rohingya Refugees — Cox's Bazar, Bangladesh, October–November 2017*. US Department of Health and Human Services/Centers for Disease Control and Prevention; MMWR / May 11, 2018 / Vol. 67 / No. 18. https://doi.org/10.15585/mmwr.mm6718a6.
47. Taha, H.; Durham, J.; Reid, S. (2023). *Communicable Diseases Prevalence among Refugees and Asylum Seekers: Systematic Review and Metaanalysis*. Infect. Dis. Rep. 2023, 15, 188–203. https://doi.org/10.3390/idr15020020.
48. Tallmann, P. S.; Collins, S.; Salmon-Mulanovich, G. et al. (2022). *Water insecurity and gender-based violence: A global review of the evidence*. WIREs Water,10(1), e1619. https://doi.org/10.1002/wat2.1619.
49. The Associated Press (2021). *Myanmar, Burma and why the different names matter*. Aufgerufen am: 02.05.2024: Myanmar vs. Burma: Why the different names matter I AP News.
50. Thiel, J.; Jahr, C. (2017). *Flüchtlingslager – Begriff und Geschichte des Lagers*. Bundeszentrale für politische Bildung (BPB) (Hrsg.). Aufgerufen am: 14.08.2023: Begriff und Geschichte des Lagers I Flüchtlingslager I bpb.de.
51. Tiemann, M.; Mohokum; M. (2021). *Prävention und Gesundheitsförderung*. (1. Aufl.). Springer-Verlag GmbH Deutschland, Berlin.

52. United Nations Children's Fund (UNICEF) (o. J.). *What we do*. Aufgerufen am: 04.11.2023: What we do I UNICEF.
53. United Nations Children's Fund (UNICEF) (2017). *UNICEF's preventive plan to mitigate the risk of Acute Water Diarrhoea (AWD) and Cholera among Rohingya Refugees*. Aufgerufen am: 05.11.2023: UNICEF's preventive plan to mitigate the risk of Acute Water Diarrhoea (AWD) and Cholera among Rohingya Refugees.
54. The UN Refugee Agency (UNHCR) (2017). *UNHCR Hygiene Promotion Guidelines 2017*. Genf.
55. The UN Refugee Agency (UNHCR) (2020). *BANGLADESH REFUGEE EMERGENCY – Population factsheet*. Genf.
56. The UN Refugee Agency (UNHCR) (2022). *Emergency Handbook – Camp site planning minimum standards*. Copenhangen.
57. The UN Refugee Agency (UNHCR) (2023). *Gobal Trends – Forced Displacment in 2022*. Copenhagen.
58. The UN Refugee Agency (UNHCR) (o. J. a). *UNHCR master glossary of terms – Refugee camp*. Aufgerufen am: 12.08.2023: UNHCR master glossary of terms I UNHCR.
59. The UN Refugee Agency (UNHCR) (o. J. b). What we do. Aufgerufen am: 22.10.2023: What we do I UNHCR.
60. Uddin, S. M. N.; Gutberlet, J.; Chowdhury, A. T. et al. (2022). *Exploring waste and sanitation-borne hazards in Rohingya refugee camps in Bangladesh*. Journal of Water, Sanitation and Hygiene for Development Vol 12 No 8, 587; https://doi.org/10.2166/washdev.2022.068.
61. United Nations (1966). International Covenant on Economic, Social and Cultural Rights (ICESCR). International Covenant on Economic, Social and Cultural Rights I OHCHR. Aufgerufen am: 07.10.2023.
62. Weber N.; Patrick, M.; Hayter, A. et al. (2019). *A conceptual evaluation framework fort he water and sanitation for health facility improvemebt tool*. Journal of Water, Sanitation and Hygiene for Development; https://doi.org/10.2166/washdev.2019.090.
63. World Health Organization (2017). *Fact sheet – Diarrhoeal disease*. www.who.int/newsroom/fact-sheets/detail/diarrhoeal-disease, aufgerufen am: 02.07.2023.
64. World Health Organization (2018). *Bangladesch: Rohingya Refugee Crisis 2017–2018 – Public Health Situation Analysis*. Genf.
65. World Health Organization (2019). *Burden of disease attributable to unsafe drinkingwater, sanitation and hygiene, 2019 Update*. Genf.
66. World Health Organization (2023). *About WHO*. About WHO, aufgerufen am: 15.10.2023.
67. Zimmerman, C.; Kiss, L.; Hossain, M. (2011). *Migration and Health: A Framework for 21st Century Policy-Making*. PLoS Med 8(5): e1001034. https://doi.org/10.1371/journal.pmed.1001034.
68. Zimmerman, C.; Kiss, L.; Hossain, M. (2017). *Migration and Health: A Framework for 21 st Century Policy-Making*. PLoS Med 8(5): e1001034. https://doi.org/10.1371/journal.pmed.1001034.

Literaturverzeichnis der in der systematischen Übersichtsarbeit eingeschlossenen Studien

1. Anthonj, C.; Setty, K. E.; Ferrero, G. et al. (2022). *Do health risk perceptions motivate water – and health-related behaviour? A systematic literature review.* Science of the Total Environment 819 (2022) 152902. https://doi.org/10.1016/j.scitotenv.2021.152902.
2. Bauza, C.; Ye, W.; Liao, J. et al. (2023). *Interventions to improve sanitation for preventing diarrhoea.* Cochrane Database of Systematic Reviews 2023, Issue 1. Art. No.: CD013328. https://doi.org/10.1002/14651858.CD013328.pub2.
3. Cahderón-Villarreal, A.; Schweitzer, R.; Kayser, G. (2022). *Social and geographic inequalities in water, sanitation and hygiene access in 21 refugee camps and settlements in Bangladesh, Kenya, Uganda, South Sudan, and Zimbabwe.* International Journal for Equity in Health (2022) 21:27. https://doi.org/10.1186/s12939-022-01626-3.
4. Chowdhury, F.; Bhuiyan, T. R.; Akter, A. et al. (2020). *Augmented immune responses to a booster dose of oral cholera vaccine in Bangladeshi children less than 5 years of age: Revaccination after an interval of over three years of primary vaccination with a single dose of vaccine.* Vaccine 38 (2020) 1753–1761. https://doi.org/10.1016/j.vaccine.2019.12.034.
5. Clasen, T. F.; Bostoen, K.; Schmidt, W.-P. et al. (2019). *Interventions to improve disposal of human excreta for preventing diarrhoea.* Cochrane Database of Systematic Reviews 2010, Issue 6. Art. No.: CD007180. https://doi.org/10.1002/14651858.CD007180.pub2.
6. Clasen, T. F.; Alexander, K. T.; Sinclair, D. et al. (2015). *Interventions to improve water quality for preventing diarrhoea.* Cochrane Database of Systematic Reviews 2015, Issue 10. Art. No.: CD004794. https://doi.org/10.1002/14651858.CD004794.pub3.
7. Das, J. K.; Hadi, Y. B.; Salam, R. A. et al. (2018). *Fly control to prevent diarrhoea in children.* Cochrane Database of Systematic Reviews 2018, Issue 12. Art. No.: CD011654. https://doi.org/10.1002/14651858.CD011654.pub2.
8. Faruque, A. S.; Khan, A. I.; Nahar, B. et al. (2022). *Cholera outbreak in Forcibly Displaced Myanmar National (FDMN) from a small population segment in Cox's Bazar, Bangladesh, 2019.* PLoS NeglTrop Dis15(9): e0009618. https://doi.org/10.1371/journal.pntd.0009618.
9. Garsow, A. V.; Campbell, E.; Closs, G.; Kowalcyk, B. B. (2021). *Food Safety Challenges in Refugee Camps: What Do We Know?* Journal of Food Protection, Vol. 84, No. 5, 2021, Pages 876–884. https://doi.org/10.4315/JFP-20-316
10. Jalloh, M. F.; Bennett, S. D.; Alam, D. et al. (2019*). Rapid behavioral assessment of barriers and opportunities to improve vaccination coverage among displaced Rohingyas in Bangladesh,* January 2018. Vaccine. 2019 February 04; 37(6): 833–838. https://doi.org/10.1016/j.vaccine.2018.12.042.
11. Krishnan, S.; Zaman, S.; Ferdaus, M. et al. (2022). *How can humanitarian services provision during mass displacement better support health systems? An exploratory qualitative study of humanitarian service provider perspectives in Cox's Bazar, Bangladesh.* Journal of Migration and Health 6 (2022) 100132. https://doi.org/10.1016/j.jmh.2022.100132.
12. Lakshmi Reddi, S. G.; Kumar, R. N.; Rao, G. M. et al. (2016). *Bacteriological quality of drinking water at point of use and hand hygiene of primary food preparers: implications for household food safety.* Journal of Water, Sanitation and Hygiene for Development;l 06.2; 2016. https://doi.org/10.2166/washdev.2016.184.

13. Milligan, R.; Paul, M.; Richardson, M.; Neuberger, A. (2018). *Vaccines for preventing typhoid fever.* Cochrane Database of Systematic Reviews 2018, Issue 5. Art. No.: CD001261. https://doi.org/10.1002/14651858.CD001261.pub4.

14. Nyamusore, J.; Nahimana, M. R.; Ngoc, C. T. et al. (2018). *Risk factors for transmission of SalmonellaTyphi in Mahama refugee camp, Rwanda: a matched case-control study.* Pan African Medical Journal. 2018; 29:148. https://doi.org/10.11604/pamj.2018.29.148. 12070.

15. Qadri, F.; Ali, M.; Lynch, J. et al. (2018). *Efficacy of a single-dose regimen of inactivated whole-cell oral cholera vaccine: results from 2 years follow-up of a randomised trial.* Lancet Infect Dis 2018; 18: 666–74. https://doi.org/10.1016/S1473-3099(18)30108-7.

16. Sharma Waddington, H.; Masset, E.; Bick, S.; Cairncross, S. (2023). *Impact on childhood mortality of interventions to improve drinking water, sanitation, and hygiene (WASH) to households: Systematic review and metaanalysis.* PLoS Med 20(4): e1004215. https://doi.org/10.1371/journal.pmed.1004215.

17. Sikder, M.; String, G.; Kamal, Y. et al. (2020). *Effectiveness of water chlorination programs along the emergency-transition-post-emergency 1 continuum: evaluations of bucket, in-line, and piped water chlorination programs in Cox's Bazar.* Water. Research Volume 178, 1 July 2020, 115854. https://doi.org/10.1016/j.watres.2020.115854.

18. Uddin, S. M. N.; Gutberlet, J.; Chowdhury, A. T. et al. (2022). *Exploring waste and sanitation-borne hazards in Rohingya refugee camps in Bangladesh.* Journal of Water, Sanitation and Hygiene for Development Vol 12 No 8, 587. https://doi.org/10.2166/was hdev.2022.068

19. White, S.; Jain, A.; Bangura, A. et al. (2022). *Facilitating hand hygiene in displacement camps during the COVID-19 pandemic: a qualitative assessment of a novel handwashing stand and hygiene promotion package.* Conflict and Health (2022). https://doi.org/10. 1186/s13031-022-00492-8.

Printed in the United States
by Baker & Taylor Publisher Services

Printed in the United States
by Baker & Taylor Publisher Services